PROF. DR. MED. CLEMENS HEISER
DR. MED. DENT. SARAH BREU

DIE ANTI-SCHNARCH FORMEL

Warum wir schnarchen, wie du damit umgehen kannst und wie es endlich aufhört

humboldt

VORWORT

Liebe Leserinnen, liebe Leser,

wenn die Welt zur Ruhe kommt, erklingt in vielen Schlafzimmern ein Geräusch, das man nicht einfach mit Wegdrehen oder einem Schubs zum Schweigen bringen kann: das Schnarchen.

Schnarchen erinnert an eine unwillkommene Symphonie in der Nacht, die durch das Flattern von Gewebe in den Atemwegen hervorgerufen wird. Das Alter spielt seine eigene, leise Melodie, indem es die Wahrscheinlichkeit des Schnarchens erhöht. Doch es ist unser Lebensstil, der die Lautstärke regelt – ein Glas Wein beispielsweise mag zwar beruhigen, aber es hat nicht selten ein Konzert in der Nacht zur Folge.

Unsere „Anti-Schnarch-Formel“ lädt Sie ein, hinter den Vorhang zu blicken, wo Alkohol, Rauchen und Übergewicht einige der Dirigenten des nächtlichen Orchesters sind. Wir werden die physiologischen Prozesse ergründen, die das Schnarchen zu einer nächtlichen Konstante machen, und die psychischen Auswirkungen, die es auf den Schnarcher und seine Mitmenschen hat.

Unsere „Anti-Schnarch-Formel“ ist auch eine Einladung an Sie, die gängigen Mythen und Missverständnisse zu hinterfragen und sich mit den neuesten wissenschaftlichen Erkenntnissen auszustatten. Von anatomischen Betrachtungen über die Auswirkungen von Ernährung und Körperhaltung bis hin zu den modernsten medizinischen Behandlungen und Lebensstiländerungen – dieses Buch deckt alles ab. Es ist eine Enzyklopädie des Schnarchens, geschrieben für diejenigen, die nachhaltige Lösungen suchen.

Mit einem fundierten Verständnis für die Komplexität des Schnarchens werden Sie in die Lage versetzt, das Problem an der Wurzel zu packen. Die „Anti-Schnarch-Formel“ bietet eine Vielzahl von praktischen Tipps und Techniken, die auf die individuellen Bedürfnisse zugeschnitten sind. Es geht uns darum, Ihr Schnarchen nicht nur zu lindern, sondern es als einen Wendepunkt zu betrachten, an dem Sie sich für einen gesünderen Lebensweg entscheiden.

Wir helfen Ihnen dabei, das Schnarchen nicht als unausweichliches Übel, sondern als lösbare Herausforderung zu sehen. Dieses Buch ist Ihr erster Schritt in eine Zukunft, in der jede Nacht eine Quelle der Erneuerung und Freude ist.

PS: Aus Gründen der besseren Lesbarkeit haben wir in diesem Buch überwiegend die männliche Form gewählt, nichtsdestoweniger beziehen sich Personenbezeichnungen gleichermaßen auf Angehörige des männlichen und weiblichen Geschlechts sowie auf Menschen, die sich keinem Geschlecht zugehörig fühlen.

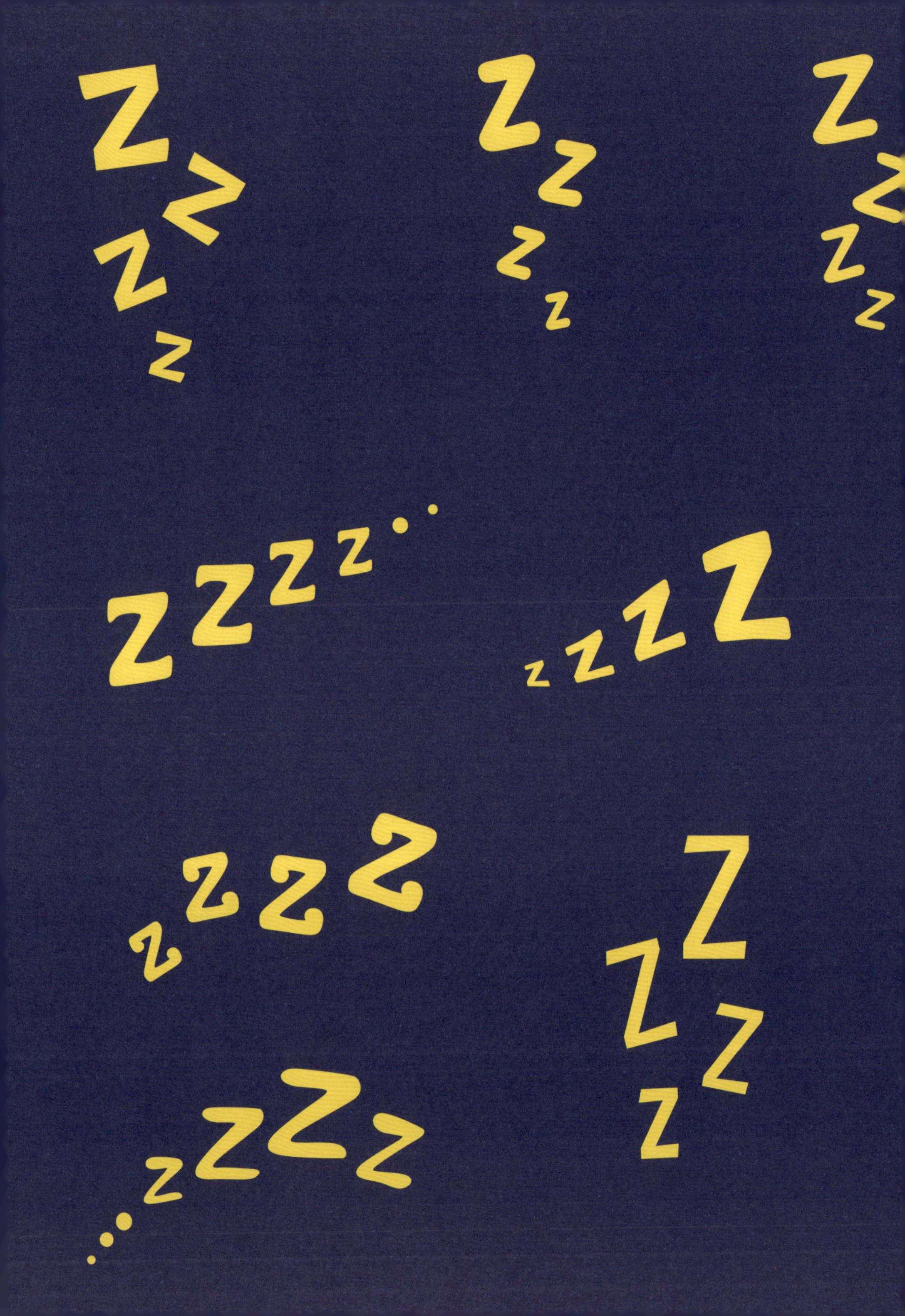

VOM SCHLAFEN UND SCHNARCHEN

Im folgenden Kapitel tauchen wir in die Welt des Schnarchens ein – ein Phänomen, das für manche nur eine nächtliche Randnotiz ist, für viele aber ernsthafte Auswirkungen auf die Gesundheit und Lebensqualität hat. Dazu werfen wir zunächst einen Blick auf das Schlafen, sozusagen die Vorstufe des Schnarchens. Danach erfahren Sie, wie Schnarchen überhaupt entsteht, welche Schnarchformen es gibt und welche Schnarchtypen zum Störfaktor im Schlafzimmer werden können.

Das A und O: Guter Schlaf

Die Qualität ihres Schlafs bezeichnen 40 % der Deutschen als schlecht. 10 % sagen, sie schliefen „gar nicht gut", und 30 % sagen „eher nicht gut". Diese erschreckenden Zahlen gehen aus einer Studie von 2022 des Meinungsforschungsinstituts YouGov im Auftrag der Deutschen Presse-Agentur hervor. Je größer die Fortschritte in der Schlafmedizin sind, desto klarer wird, dass Schlafprobleme ein gesamtgesellschaftliches Problem darstellen, denn heute wissen wir: Ausreichender und erholsamer Schlaf ist eine Säule der Gesundheit, die ebenso wichtig ist wie eine ausgewogene Ernährung, Zufriedenheit oder ein sicherer Ort zum Leben.

> Schlafmangel wird oft unterschätzt, obwohl er unser Wohlbefinden und unsere geistige Leistungsfähigkeit tiefgreifend beeinträchtigt.

Schlafmangel wird oft unterschätzt, obwohl er unser Wohlbefinden und unsere geistige Leistungsfähigkeit tiefgreifend beeinträchtigt und als ein Risikofaktor für viele Krankheiten gilt, die von Diabetes bis hin zu Depressionen reichen können. Zudem bleibt der Einfluss schlechten Schlafes nicht nur auf die betroffene Person beschränkt, sondern kann sich auch auf die Bettpartner ausweiten, deren Ruhe ebenfalls gestört wird. Ein ungestörter Schlaf ist somit für alle Beteiligten relevant.

In einer Welt, in der hohe Arbeitsbelastung, die ständige Präsenz digitaler Medien und ein eng getakteter Zeitplan in der Freizeit allgegenwärtig sind, gewinnt das Thema guter Schlaf zunehmend an Bedeutung. Die Regeneration von Körper und Geist im Schlaf gestaltet sich jedoch oft leider nicht so unkompliziert wie beispielsweise das Aufladen eines Smartphone-Akkus.

Die Folgen von Schlafmangel

„Frühes Zubettgehen und frühes Aufstehen fördert Gesundheit, Wohlstand und Weisheit." Dieser Ratschlag von Benjamin Franklin, einem der Gründerväter Amerikas, spiegelt eine Ära wider, in der die Herausforderungen der modernen Arbeitswelt noch unbekannt waren. Franklin, der im 18. Jahrhundert lebte, kannte weder die Glühbirne noch das Telefon – Innovationen, die unsere Arbeitsweise revolutioniert haben und es ermöglichen, jederzeit und überall tätig zu sein. Ebenso war ihm das Phänomen der Globalisierung fremd, das Unternehmen erlaubt, über verschiedene Zeitzonen hinweg zu operieren.

In der heutigen Zeit haben nur noch 70 % der Arbeitnehmer feste Arbeitszeiten. Viele stehen im Schichtdienst oder sind in Bereitschaft, was für den natürlichen Tag-Nacht-Rhythmus und das Sozialleben eine Herausforderung darstellt. Selbst für jene mit einem klassischen 9-to-5-Job erschwert die ständige Erreichbarkeit durch mobile Geräte das Abschalten nach Feierabend. Nicht wenige nehmen ihre Arbeit gedanklich mit nach Hause und finden aufgrund bevorstehender Aufgaben oder Problemlösungen keinen erholsamen Schlaf.

Doch Erholung ist essenziell, damit wir kreativ und leistungsfähig bleiben. Schlaf ist dabei von zentraler Bedeutung, da er unserem Gehirn erlaubt, Informationen zu sortieren und ein funktionierendes Gedächtnis sowie Bewusstsein zu gewährleisten. Nur durch ausreichende Ruhe können wir regenerieren und am nächsten Tag wieder voll leistungsfähig sein. Daher ist es entscheidend, dass wir regelmäßige Ruhephasen einlegen, idealerweise sechs bis acht Stunden pro Nacht.

Erholung ist essenziell, um kreativ und leistungsfähig zu bleiben.

Die Qualität und Quantität des Schlafes wirken sich direkt auf unsere täglichen Aufgaben, die Arbeitsleistung und unser allgemeines Wohlbefinden aus. Trotz seiner Bedeutung wird Schlaf in unserer schnelllebigen Zeit jedoch oft vernachlässigt, Schlafmangel ist weit verbreitet und nimmt immer weiter zu: Eine unzureichende Dauer oder Qualität des Schlafes hat sich in der modernen Gesellschaft inzwischen zu einem weit verbreiteten Phänomen entwickelt. Die Auswirkungen von Schlafmangel auf die menschliche Gesundheit sind vielfältig und betreffen sowohl die physische als auch die psychische Verfassung.

Mangelnder Schlaf wirkt sich negativ auf die Gesundheit aus. Zwar kann auch übermäßig langer Schlaf in Verbindung mit zu wenig Bewegung schädlich sein. In unserer modernen Welt, die nicht mehr vom Tageslicht abhängig ist, ist allerdings der Schlafmangel von größerer Bedeutung. Die Folgen von zu wenig Schlaf reichen von schlechter Stimmung bis hin zu Kopfschmerzen und Magen-Darm-Beschwerden. Ebenso leidet das Immunsystem. Die Auswirkungen von Schlafmangel sind vielfältig: Müdigkeit, verminderte Aufmerksamkeit und eingeschränkte kognitive Funktion bis hin zu langfristigen Gesundheitsproblemen wie Herzerkrankungen, Übergewicht und Diabetes.

Darüber hinaus kann chronischer Schlafmangel unser Risiko für psychische Störungen wie Depressionen und Angstzustände erhöhen. Das Risiko, an einer Depression zu erkranken, ist bei schlechten Schläfern etwa viermal höher als bei denen, die eine gute Nachtruhe genießen.

Chronischer Schlafmangel kann das Risiko für psychische Störungen wie Depressionen und Angstzustände erhöhen.

Tagesmüdigkeit mindert nicht nur die allgemeine Leistungsfähigkeit, sondern steigert auch das Risiko für Unfälle am Arbeitsplatz und im Verkehr. Schlafmangel kann kurzfristig (akut) oder langfristig (chronisch) sein. Akuter Schlafmangel bezieht sich auf eine Situation, in der wir für eine oder mehrere Nächte weniger als die benötigte Schlafmenge bekommen. Chronischer Schlafmangel bedeutet, dass man über einen längeren Zeitraum hinweg regelmäßig nicht genügend Schlaf erhält.

Wussten Sie das schon?

Schlafentzug gehört zu den Herausforderungen des Trainings in bestimmten amerikanischen Militärprogrammen. In intensiven Bootcamps werden angehende Soldaten nicht nur physisch und geistig gefordert, sondern müssen auch lernen, mit extremen Bedingungen umzugehen. Dazu zählt die Bewältigung von Aufgaben trotz starker Übermüdung, was neben Stress und begrenzter Nahrungszufuhr eine zusätzliche Belastungsprobe darstellt.

Wir fassen die Folgen von Schlafmangel noch einmal zusammen:

- **Lebensqualität:** Ausreichender Schlaf ist entscheidend für die Erhaltung unserer Lebensqualität. Er ermöglicht es Körper und Geist, sich von den Strapazen des Tages zu erholen, regeneriert das Immunsystem, festigt das Gedächtnis und unterstützt die emotionale Verarbeitung. Im Gegensatz dazu führt Schlafmangel zu Müdigkeit, verringertem Energielevel und einer erhöhten Reizbarkeit, was unsere Fähigkeit, tägliche Herausforderungen effektiv zu bewältigen und Freude an Aktivitäten zu finden, stark beeinträchtigt.
- **Arbeitsleistung:** Der direkte Zusammenhang zwischen Schlaf und Arbeitsleistung ist nicht zu unterschätzen. Schlaf fördert die kognitive Funktion, einschließlich Aufmerksamkeit, Konzentration, Kreativität und Entscheidungsfindung. Schlafmangel kann diese Funktionen beeinträchtigen, was zu einer reduzierten Produktivität, einer erhöhten Fehlerquote und Unfällen am Arbeitsplatz führt. Langfristig kann chronischer Schlafmangel unsere berufliche Entwicklung und Zufriedenheit ernsthaft gefährden.
- **Körperliche Gesundheit:** Die physischen Auswirkungen von Schlafmangel sind umfassend und betreffen fast alle Körpersysteme. Ein Mangel an Schlaf ist verbunden mit einem erhöhten Risiko für eine Vielzahl von Erkrankungen, darunter Herz-Kreislauf-Erkrankungen, Diabetes, Adipositas und sogar bestimmte Krebsarten. Schlaf dient auch der Regulierung des Hunger- und Sättigungsgefühls, beeinflusst also das Körpergewicht und das Risiko für Übergewicht. Mangelnder Schlaf wirkt sich auch negativ auf die sportliche Leistung aus. Im Profisport wird Schlaf bereits als entscheidender Faktor für Spitzenleistungen verstanden. Davon können wir uns etwas abschauen!

> Ein Mangel an Schlaf ist mit einem erhöhten Risiko für eine Vielzahl von Erkrankungen verbunden.

- **Psychische Gesundheit:** Schlaf und psychische Gesundheit sind eng miteinander verknüpft. Schlafmangel kann zu einer

Verschlechterung bestehender psychischer Probleme führen und ist häufig mit der Entwicklung von Stimmungsstörungen, insbesondere Depressionen und Angststörungen, assoziiert. Ausreichender Schlaf hingegen unterstützt die emotionale Stabilität und Resilienz gegenüber Stress.

Angesichts der gravierenden Auswirkungen von Schlafmangel auf unser Leben, die Arbeit und die Gesundheit ist es von entscheidender Bedeutung, vorbeugende Maßnahmen zu ergreifen. Dazu gehören das Angewöhnen einer konsequenten Schlafenszeit, die Schaffung einer ruhigen und komfortablen Schlafumgebung, die Begrenzung von Bildschirmzeit vor dem Schlafengehen und die Vermeidung von Stimulanzien wie Koffein am späten Nachmittag oder am Abend. Bei anhaltenden Schlafproblemen sollte Sie professionelle Hilfe in Anspruch nehmen, um mögliche zugrunde liegende Ursachen zu behandeln.

Schlafmangel und Alkohol

Schlafmangel und Alkoholkonsum haben überraschend ähnliche Auswirkungen auf den menschlichen Körper, insbesondere auf die kognitiven Funktionen, die motorischen Fähigkeiten und das emotionale Wohlbefinden. Beide Zustände können die Reaktionszeit, die Aufmerksamkeit, das Urteilsvermögen und die Koordination erheblich beeinträchtigen.

Die Forschung zeigt, dass bereits 17 Stunden ohne Schlaf unsere Leistungsfähigkeit so stark beeinträchtigen können, dass die Auswirkungen einem Blutalkoholgehalt von 0,05 % entsprechen, was in vielen Ländern bereits über dem Grenzwert für das Führen von Kraftfahrzeugen liegt. Nach 24 Stunden ohne Schlaf entspricht die Beeinträchtigung sogar einem Blutalkoholgehalt von 0,1 %, was weit über den gesetzlichen Grenzwerten für Trunkenheit am Steuer liegt. ▸▸

Die motorische Koordination leidet unter Schlafmangel ähnlich wie unter Alkoholeinfluss. Personen, die nicht ausreichend geschlafen haben, zeigen eine verminderte Fähigkeit, Aufgaben auszuführen, die eine feine motorische Kontrolle erfordern, und reagieren insgesamt langsamer, vergleichbar mit den Schwierigkeiten von Personen, die Alkohol konsumiert haben.

Außerdem wird das Urteilsvermögen durch Schlafmangel stark beeinträchtigt. Dies führt häufig zu einer Unterschätzung von Risiken und zu Entscheidungen, die unter normalen Umständen als leichtsinnig gelten würden.

Nicht zuletzt haben Schlafmangel und Alkoholkonsum ähnliche Auswirkungen auf Emotionen und Verhalten. Beide Zustände können zu Reizbarkeit, Stimmungsschwankungen und erhöhtem impulsivem Verhalten führen. Schlafmangel erschwert die Gefühlsregulation, was zu Überreaktionen auf negative Reize führen kann, während Alkohol die Hemmschwelle senkt und Gefühlsausbrüche verstärkt.

Diese Ähnlichkeiten zwischen den Auswirkungen von Schlafmangel und Alkoholkonsum unterstreichen die Notwendigkeit, Schlaf als wesentlichen Bestandteil unserer Gesundheitsvorsorge zu betrachten.

Wie schlafen wir überhaupt?

Wie ist es um den Schlaf in Deutschland bestellt? Wann gehen wir ins Bett? Wie lange schlafen wir? Was bringt uns unregelmäßig oder dauerhaft um unseren erholsamen Schlaf? Sehen wir uns die Zahlen des Reports der Techniker Krankenkasse „Schlaf gut, Deutschland“ einmal genauer an.

Bettruhe

An einem gewöhnlichen Arbeitstag befindet sich gegen 23 Uhr fast die Hälfte der erwachsenen Bevölkerung bereits im Bett. Bis Mitternacht gesellt sich ein weiteres Drittel dazu, sodass insgesamt

80 % der Deutschen vor Mitternacht schlafen gehen. Der Tag beginnt für drei von zehn Befragten bereits vor 6 Uhr, während ein weiteres Drittel ihren Wecker zwischen 6 und 7 Uhr stellt. Somit sind gegen 7 Uhr fast 60 % der Erwachsenen bereits auf den Beinen. Ein Viertel der Befragten beginnt zwischen 7 und 8 Uhr den Tag, während nur 16 % nach 8 Uhr ihre Nachtruhe beendet.

Wussten Sie das schon?

Die Mehrheit der Menschen benötigt etwa sieben Minuten, um einzuschlafen.

Aufsteh- und Zubettgehzeiten nach Beurer Schlafatlas 2017

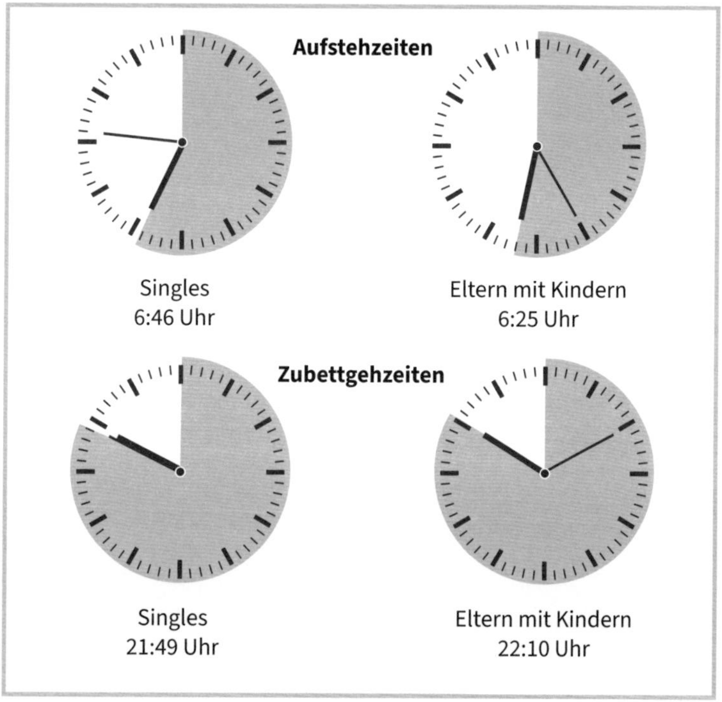

An freien Tagen gestaltet sich unser Schlafverhalten etwas anders. Um 23 Uhr hat nur ein Fünftel der Deutschen das Licht bereits gelöscht. Allerdings befindet sich auch an Wochenenden gut die Hälfte von uns bereits vor Mitternacht im Bett. Am Wochenende machen zwei von zehn Erwachsenen die Nacht zum Tag, indem sie erst nach 1 Uhr schlafen gehen. Folglich verlassen sie ihre Betten entsprechend später.

Etwa ein Fünftel der Deutschen praktiziert auch an freien Tagen keinen Langschlaf und ist bereits um 7 Uhr morgens wach. Zwischen 8 und 9 Uhr stehen mehr als die Hälfte der Befragten auf. Nach 9 Uhr schlafen an arbeitsfreien Tagen noch drei von zehn Erwachsenen.

Schlafrhythmus

Zwei Drittel der Befragten gehen immer zu einer festen Zeit ins Bett – die Mehrheit der Deutschen hält einen relativ konstanten Schlafrhythmus ein. Etwa ein Drittel geht an fünf Tagen in der Woche zur gleichen Zeit schlafen, ein weiteres Drittel befolgt seinen Schlafplan sogar an allen sieben Tagen der Woche. Nur 6 % haben keinen festen Rhythmus und gehen an verschiedenen Wochentagen zu unterschiedlichen Zeiten ins Bett.

Beim Aufwachen sind feste Zeiten sogar noch verbreiteter, da oft der Wecker das Ende der Nachtruhe buchstäblich einläutet. Jobanforderungen, Haustiere, Kinderbetreuung oder Schulzeiten bestimmen oft unseren Tagesablauf. Daher stehen 41 % der Befragten an fünf Tagen in der Woche zur gleichen Zeit auf. Der Wechsel zwischen Arbeit und Freizeit bereitet den meisten Erwachsenen kaum Probleme. Nur 15 % geben an, Schwierigkeiten beim Übergang von Arbeitstagen zu freien Tagen und umgekehrt zu haben.

Sie haben es weiter oben schon gelesen: Etwa 43 % der Deutschen haben Schlafprobleme. Tatsächlich haben vier von zehn Befragten das Glück, innerhalb von höchstens zehn Minuten einzuschlafen. Nach 30 Minuten im Bett schlummern immerhin 85 %

der Befragten. Allerdings benötigt etwa jeder Siebte länger als die von Gesundheitsexperten empfohlene halbe Stunde, um in den Schlaf zu finden. Und einschlafen heißt bei vielen von uns leider noch lange nicht durchschlafen.

Wussten Sie das schon?
Innerhalb der ersten fünf Minuten nach dem Erwachen vergessen wir die Hälfte unserer Träume, und nach weiteren fünf Minuten sind es bereits 90 %.

Schlafdauer

Jeder Sechste in Deutschland gibt an, acht Stunden oder mehr zu schlafen.

Auf die Frage nach ihrer tatsächlichen Schlafdauer – also ohne die Zeit, die sie wach im Bett verbringen – antwortet ein Drittel der Deutschen, dass sie sieben Stunden schlafen. Nur knapp weniger geben an, sechs Stunden Schlaf zu bekommen, was bereits an der Untergrenze liegt. Immerhin ein Viertel der Befragten hat mit fünf Stunden oder weniger sogar deutlich weniger als das empfohlene Schlafpensum. Jeder Sechste gibt an, acht Stunden oder mehr zu schlafen.

Männer bleiben in der Regel länger wach als Frauen, während Frauen früher ins Bett gehen. Etwa jede zehnte Frau liegt bereits vor 22 Uhr im Bett, wohingegen bis 23 Uhr mehr als die Hälfte der weiblichen Bevölkerung schlafen geht. Lediglich 3 % der Männer schaffen es vor 22 Uhr ins Bett, wobei knapp ein Viertel erst nach Mitternacht schlafen geht. An arbeitsfreien Tagen bleiben Frauen zwar etwas länger wach, dennoch gehen immer noch 27 % vor 23 Uhr schlafen, verglichen mit 14 % der Männer.

Insgesamt achten Männer etwas weniger auf einen regelmäßigen Schlafrhythmus. Nur 27 % schlafen an allen Wochentagen ungefähr zur gleichen Zeit ein, im Vergleich zu 41 % der Frauen. Jeder elfte Mann hat überhaupt keine festen Einschlafzeiten, während nur 4 % der Frauen keine Schlafroutine haben.

Wussten Sie das schon?
An Arbeitstagen schlafen japanische Arbeitnehmer durchschnittlich 6 Stunden und 22 Minuten, während ihre mexikanischen Kollegen sich mit durchschnittlich 7 Stunden und 6 Minuten mehr Ruhe gönnen. Die Japaner selbst glauben, dass sie mit 6 Stunden und 58 Minuten Schlaf am effektivsten sind, wohingegen Mexikaner der Ansicht sind, dass sie nach 8 Stunden und 15 Minuten Schlaf ihre Höchstleistung erreichen. In den USA ist Fernsehen vor dem Zubettgehen beliebt, während Russen und Chinesen es bevorzugen, vor dem Schlafengehen ein heißes Bad oder eine Dusche zu nehmen. Die Briten hingegen pflegen eine traditionellere Abendroutine und genießen es, ein gutes Buch zu lesen.

Aufwachen

Beim Aufstehen zeigen Frauen mehr Konstanz: 38 % stehen an sieben Tagen in der Woche zur selben Zeit auf, im Gegensatz zu einem Viertel der Männer. Eine mögliche Ursache dafür könnte sein, dass der Großteil der Hausarbeit nach wie vor von Frauen übernommen wird und es eher die Frauen sind, die sich gleich morgens um die Kinder kümmern.

Eine Mehrheit, knapp 60 % der Menschen in Deutschland, wacht morgens meist ausgeruht auf. Es geht hier nicht nur um die Personen, die morgens schlecht gelaunt sind. Die genetisch bestimmte innere Uhr spielt eine wesentliche Rolle dabei, ob jemand morgens leicht oder schwer aus dem Bett kommt, unabhängig von den einheitlichen Anfangszeiten in Schule und Beruf. Das bedeutet umgekehrt: Über 40 % der Deutschen finden keinen erholsamen Schlaf.

Das Aufwachen kann auch durch die Schlafphase beeinflusst werden, in der man sich gerade befindet. Es fällt leichter, aus einer oberflächlichen Schlafphase zu erwachen als aus einer tiefen. Eine geringfügige Anpassung der Weckzeit kann hier bereits hilfreich sein.

> Es fällt leichter, aus einer oberflächlichen Schlafphase zu erwachen als aus einer tiefen.

Erholungsgefühl

Beim Thema erholsamer Schlaf scheinen Männer besser dazustehen, zwei Drittel von ihnen gibt an, sich morgens meistens ausgeruht zu fühlen, im Gegensatz zu 55 % der Frauen. Das Alter hat ebenfalls Einfluss auf unser Schlafempfinden: Während nur 42 % der jüngeren unter 30 Jahren sich morgens frisch fühlen, sind es bei den über 70-Jährigen 73 %.

Kinder im Haushalt zu haben, ist ein weiterer entscheidender Faktor für die Schlafqualität. Die nächtlichen Unterbrechungen durch Kinder beeinträchtigen den Schlaf der Eltern erheblich, wodurch sich weniger als die Hälfte der Eltern morgens wirklich ausgeruht fühlt, verglichen mit zwei Dritteln derjenigen ohne Kinder. Auch der allgemeine Gesundheitszustand und Stresspegel beeinflussen, wie erholsam wir unseren Schlaf empfinden. Personen, die sich oft erschöpft oder gestresst fühlen, berichten weniger häufig von gutem Schlaf. Schließlich besteht ein Zusammenhang zwischen der empfohlenen Schlafdauer und dem Gefühl der Erholung am Morgen. Menschen, die sieben bis acht Stunden schlafen, fühlen sich generell erholter als diejenigen, die weniger als sechs Stunden Ruhe finden.

Wussten Sie das schon?

Ein Mangel an ausreichendem Schlaf während der Arbeitswoche ist ein weltweites Problem, wobei es in Deutschland besonders auffällig ist, wo 66 % der arbeitstätigen Bevölkerung aus unterschiedlichen Gründen regelmäßig zu wenig schlafen. Im Gegensatz dazu leiden in Mexiko „nur“ 40 % der Bevölkerung unter Schlafmangel.

Ein- und Durchschlafen

In Deutschland kämpft jeder achte Erwachsene mit dem Problem, abends nicht einschlafen zu können. Psychische Belastungen wie gedrückte Stimmung oder Nervosität erhöhen das Risiko für Einschlafprobleme deutlich, was oft durch Grübeln ausgelöst wird, sobald man versucht, zur Ruhe zu kommen.

Die Schwelle, ab der Einschlafprobleme anerkannt werden, liegt für viele bei einer halben Stunde, ein Wert, der auch von einer Studie bestätigt wird. Wer länger als 30 Minuten zum Einschlafen benötigt, sieht das als Problem. Zudem führen Einschlafschwierigkeiten oft zu Schlafdefiziten. Menschen, die weniger als sechs Stunden schlafen, berichten überdurchschnittlich oft von Einschlafproblemen, im Gegensatz zu denen, die sieben Stunden oder mehr Ruhe finden. Ein Viertel der Betroffenen wacht zudem zu früh auf, und bei der Hälfte treten auch Durchschlafprobleme auf.

Der Vergleich zeigt, dass der Schlaf mit dem Alter flacher wird, was zu häufigeren Wachphasen in der Nacht führt. Während unter 40-Jährige seltener betroffen sind, steigt der Anteil der Menschen mit Durchschlafproblemen in der Altersgruppe 40–60 Jahre deutlich an. Im Durchschnitt liegt der Anteil der Deutschen, die nachts häufig aufwachen, bei 24 %. Unser Gesundheitszustand beeinflusst signifikant sowohl das Einschlafen als auch das Durchschlafen, wobei schlechter Schlaf oft mit weiteren Problemen einhergeht, darunter häufiges nächtliches Aufwachen und eine allgemein schlechtere Schlafqualität.

> Der Gesundheitszustand beeinflusst signifikant sowohl das Einschlafen als auch das Durchschlafen.

Geräuschempfinden

Ein Drittel der Frauen wird bereits durch leise Geräusche aus dem Schlaf gerissen. Während der Wecker für viele in den frühen Morgenstunden das Ende eines tiefen Schlafes anzeigt, liegen andere bereits lange wach, bevor er überhaupt klingelt – ein Zustand, der Männer und Frauen gleichermaßen betrifft. Allerdings zeigen sich deutliche Unterschiede in der Empfindlichkeit gegenüber Geräuschen beim Schlafen: Etwa 25 % der Erwachsenen erwachen leicht durch kleine Geräusche, wobei Frauen dreimal so häufig davon betroffen sind wie Männer.

Mittagsschlaf

Die Praxis, die bei Kindern üblich und bei Erwachsenen besonders nach einer langen durchwachten Nacht beliebt ist, erweist sich als begehrt: Fast ein Drittel der Erwachsenen hat das Bedürfnis nach einem kurzen Schlaf am Mittag. Dieses Bedürfnis ist im Osten Deutschlands übrigens ausgeprägter als im Westen und steigt mit dem Alter und ist auf weniger Tiefschlaf in der Nacht zurückzuführen. Je weniger Nachtschlaf jemand bekommt, desto wahrscheinlicher ist das Verlangen nach einem Mittagsschlaf, besonders bei denjenigen mit Schlafproblemen. Der Wunsch nach einem Nickerchen am Mittag nimmt mit dem Alter und bei Schlafstörungen wie häufigem zu frühem Aufwachen oder Durchschlafproblemen zu.

Wussten Sie das schon?

Giraffen, die sich aufgrund ihrer Anatomie nicht hinlegen können, schlafen im Stehen und kommen pro Tag nur auf etwa 20 Minuten Tiefschlaf.

Das raubt uns den Schlaf

Experten im Bereich Schlafstudien bezeichnen gesunde schlaffördernde Routinen und Verhaltensmuster als „Schlafhygiene“.

Probleme beim Erreichen einer erholsamen Nachtruhe können vielfältige Gründe haben, die häufig außerhalb des Schlafbereichs beginnen, bevor wir das Schlafzimmer betreten. Die Herausforderung, genügend oder tief zu schlafen, beginnt oft schon mit dem Versäumnis, frühzeitig zu Bett zu gehen. Der Abend hält zahlreiche Störungen bereit, die sowohl ein zeitiges Einschlafen als auch einen gleichmäßigen Schlafrhythmus erschweren.

Fernsehen, Smartphones und Co.

Ein wichtiger Störfaktor für die Nachtruhe ist die Nutzung von Bildschirmen – das haben Sie bestimmt schon einmal gehört und kennen es vielleicht auch von sich selbst: Fernsehgeräte locken mit Entspannung und Unterhaltung am Abend, daher schafft es nur etwa die Hälfte der Menschen, sich rechtzeitig davon zu trennen. Etwa 50 % der erwachsenen Bevölkerung in Deutschland schauen abends lange Zeit fern oder schlafen sogar beim Fernsehen ein. Dieses Verhalten ist quer durch alle Geschlechter und Altersklassen ähnlich ausgeprägt.

Die Beziehung zwischen exzessivem Fernsehen am Abend und der Qualität des Schlafes ist deutlich: 72 % der Personen, die gewöhnlich schlecht schlafen, verbringen lange Abendstunden vor dem Bildschirm. Im Vergleich dazu tun dies nur 43 % der Personen, die meistens gut schlafen. Obwohl viele den Fernseher als Einschlafmittel nutzen, erweist sich diese Methode als nicht zuverlässig. Wir empfehlen, dass Sie darauf verzichten, sich durch das Fernsehprogramm in den Schlaf lullen zu lassen, da dies zu einem unruhigen Schlaf mit häufigen Unterbrechungen führt. Aus diesem Grund raten wir auch von einem Fernsehgerät im Schlafzimmer ab.

Abendliche Internetnutzung ist besonders unter den unter 40-Jährigen verbreitet, die oft lange Stunden online verbringen. Trotz der Omnipräsenz des Fernsehers in nahezu jedem Wohnzimmer hat dieser in den letzten Jahren merklich Konkurrenz von anderen digitalen Medien erhalten. Gemäß der globalen Datenbank Statista nutzten 2021 über 95 % der unter 40-Jährigen in Deutschland ein Smartphone für private Zwecke, Notebooks und Tablets nicht eingerechnet.

Besonders junge Erwachsene im Alter von 18 bis 29 Jahren sind fast immer mobil online, was sich negativ auf ihren Schlaf auswirkt. 62 % der jungen Erwachsenen geben an, abends oft nicht ins Bett zu gehen, weil sie entweder im Internet surfen oder am Computer spielen. Dieser Anteil hat im Vergleich zu früheren Jahren zugenommen: Im Jahr 2008, als die Techniker Krankenkasse zuletzt Umfragedaten zum Schlafverhalten erhob, war es nur ein Fünftel der Befragten, die das Internet als Grund für Schlafprobleme nannten.

Die beliebte Mehrfachnutzung von Bildschirmgeräten ist nicht gesund, insbesondere wenn es um die Erholungsphase vor dem Schlafen geht.

Die heute so beliebte Mehrfachnutzung von Bildschirmgeräten ist natürlich nicht gesund, insbesondere wenn es um die Erholungsphase vor dem Schlafen geht. Solch eine simultane Nutzung verursacht kontinuierliche Aufmerksamkeitswechsel, die das Gehirn beanspruchen und seine Erholung beeinträchtigen. Eine wirkliche Entspannung erreicht das Gehirn nur, wenn es sich voll und ganz einer Aufgabe widmen kann.

Stress und Belastungen

Drei von zehn Personen in Deutschland finden aufgrund von Stress in Beruf und Privatleben regelmäßig nicht in den Schlaf. Die Herausforderung, Beruf und Familie zu vereinen, ist für viele sehr belastend, was sich in den Schlafgewohnheiten widerspiegelt: 41 % der Haushalte mit Kindern leiden unter berufsbedingtem Stress, der ihren Schlaf beeinträchtigt, im Gegensatz zu 24 % der Haushalte ohne Kinder. Diejenigen, die sich selbst als „ständig müde und gestresst“ beschreiben, leiden besonders unter Schlafproblemen, wobei mehr als die Hälfte von ihnen angibt, schlecht zu schlafen. Zudem neigt diese Gruppe dazu, sich abends mit Freizeitaktivitäten zu überfordern, was zu späteren Bettzeiten führt. Ein Drittel dieser Gruppe verbringt abends Zeit im Internet und findet dadurch nicht rechtzeitig in den Schlaf.

In Bezug auf die Ursachen für Schlafstörungen gibt es zwischen Männern und Frauen Unterschiede: Während beide Geschlechter beruflichen Stress gleichermaßen als Problem ansehen, grübeln Frauen nachts öfter über private und familiäre Sorgen als Männer. Ein Drittel der Frauen gibt an, dass privater Stress ihnen den Schlaf raubt, im Vergleich zu einem Viertel der Männer. Diese Befunde bestätigen frühere Untersuchungen, die nahelegen, dass Frauen empfindlicher auf Faktoren reagieren, die ihren Schlaf beeinträchtigen können, was auch daran liegt, dass Frauen häufiger hohe Ansprüche an sich selbst haben.

Wussten Sie das schon?

Untersuchungen zeigen, dass Frauen von beiden Geschlechtern träumen, während die Träume von Männern überwiegend von anderen Männern bevölkert sind, mit einer Rate von rund 70 %.

Alles für einen guten Schlaf

Die Qualität unseres Schlafes hat einen tiefgreifenden Einfluss auf unser tägliches Wohlbefinden, unsere Gesundheit und unsere Leistungsfähigkeit. Daher ist es wichtig, dass Sie Ihr Schlafzimmer so gestalten, dass es die bestmöglichen Voraussetzungen für einen erholsamen Schlaf bietet. Zu einer optimalen Schlafumgebung gehören die Auswahl der Matratze, des Kopfkissens, die Verwendung eines Luftbefeuchters, die Berücksichtigung Ihrer Schlafposition und weitere Faktoren, die das Schlafzimmer zu einer Oase der Ruhe machen.

Die Qualität unseres Schlafes hat einen tiefgreifenden Einfluss auf unser tägliches Wohlbefinden.

- **Matratze:** Die Wahl der richtigen Matratze ist von grundlegender Bedeutung, denn sie legt den Grundstein für einen erholsamen Schlaf. Die Matratze muss eine ausgewogene Mischung aus Komfort und Unterstützung bieten, die auf die individuelle Schlafposition und die persönlichen Vorlieben abgestimmt ist. Federkernmatratzen, Schaumstoffmatratzen und Latexmatratzen haben unterschiedliche Eigenschaften, die jeweils bestimmte Vorteile haben. Während Federkernmatratzen eine gute Belüftung und feste Unterstützung bieten, zeichnen sich Schaumstoffmatratzen durch ihre Fähigkeit aus, Druckpunkte zu minimieren und sich dem Körper anzupassen. Latexmatratzen wiederum sind für ihre Langlebigkeit und natürliche Elastizität bekannt, die eine effektive Unterstützung und guten Komfort gewährleisten.
- **Kopfkissen:** Das Kopfkissen hilft bei der Unterstützung des Kopfes. Die Wahl des richtigen Kopfkissens kann genauso wichtig wie die Wahl der richtigen Matratze sein. Ihr Kissen sollte Nacken und Kopf so stützen, dass die Wirbelsäule in ihrer

natürlichen Ausrichtung bleibt. Die Wahl des Kissens hängt stark von Ihrer bevorzugten Schlafposition ab: Rückenschläfer benötigen in der Regel ein flacheres Kissen, um den Kopf nicht zu stark anzuheben, während Seitenschläfer ein höheres Kissen benötigen, um den Raum zwischen Kopf und Matratze auszufüllen und so die Wirbelsäule gerade zu halten. Bauchschläfer hingegen schlafen oft am besten mit einem sehr flachen oder gar keinem Kissen, um eine Überstreckung des Nackens zu vermeiden.

Ein Luftbefeuchter kann Ihren Schlaf positiv beeinflussen, besonders wenn die Heizungsluft die Raumluft austrocknet.

- **Luftbefeuchter:** Ein Luftbefeuchter kann für ein gesundes Raumklima entscheidend sein und Ihren Schlaf positiv beeinflussen, besonders in klimatisch trockenen Gebieten oder in den Wintermonaten, wenn die Heizungsluft die Raumluft zusätzlich austrocknet. Ein Luftbefeuchter kann helfen, die Luftfeuchtigkeit auf einem angenehmen Niveau zu halten, was das Atmen erleichtert und die Schleimhäute feucht hält. Es ist wichtig, dass Sie Ihren Luftbefeuchter regelmäßig reinigen, um die Ausbreitung von Bakterien und Schimmelpilzen zu verhindern.

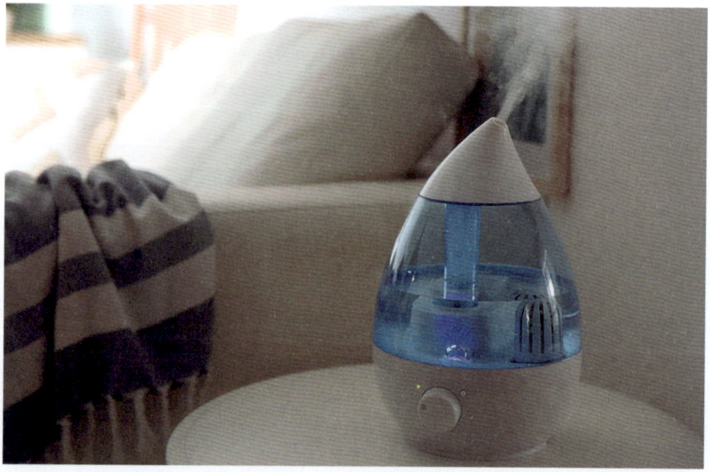

Ein Luftbefeuchter hilft, die Luftfeuchtigkeit auf einem angenehmen Niveau zu halten. Das erleichtert das Atmen und hält die Schleimhäute feucht.

- **Schlafposition:** Die bevorzugte Schlafposition hat einen wesentlichen Einfluss auf die Wahl der Schlafausstattung und die Schlafqualität. Ergonomische Hilfsmittel wie spezielle Kissen oder Stützen können je nach Schlafposition zusätzlichen Komfort bieten und helfen, die Wirbelsäule in einer gesunden Position zu halten. Die Anpassung des Schlafzimmers an die individuellen Bedürfnisse kann die Schlafqualität erheblich verbessern und zu einem tieferen und erholsameren Schlaf führen.
- **Schlafumgebung:** Neben der Bettausstattung spielen weitere Faktoren eine wichtige Rolle bei der Schaffung einer optimalen Schlafumgebung. Die Reduzierung von Lärm, z. B. durch die Verwendung von Ohrstöpseln oder Noise-Cancelling-Kopfhörern, und die Minimierung von Lichtquellen durch Verdunkelungsvorhänge oder Schlafmasken können wesentlich zur Verbesserung der Schlafqualität beitragen. Auch eine angenehme Raumtemperatur und eine aufgeräumte, entspannende Raumgestaltung fördern das Ein- und Durchschlafen.

Wer diese Aspekte berücksichtigt und das Schlafzimmer sorgfältig einrichtet, kann eine Umgebung schaffen, die nicht nur zur körperlichen Erholung beiträgt, sondern auch ein tiefes Gefühl der Ruhe und Geborgenheit vermittelt. Ein gut durchdachtes Schlafzimmer ist eine Investition in Ihre Gesundheit und Lebensqualität, die sich jeden Abend aufs Neue auszahlt. Mehr Informationen dazu finden Sie im Buch „Schlaf. Das Elixier des Lebens“ (siehe Anhang).

Wussten Sie das schon?
Zu den Langschläfern im Tierreich gehören nicht nur Koalas mit bis zu 22 Stunden Schlaf pro Tag, sondern auch Faultiere, die es auf bis zu 18 Stunden bringen.

Schlaf in Japan

Die japanische Schlafkultur ist ein beeindruckendes Beispiel dafür, wie tief kulturelle Werte und gesellschaftliche Normen das alltägliche Leben einschließlich der Ruhephasen prägen können. In Japan wird Schlaf trotz des geschäftigen Alltags ernst genommen. Die Praxis des Inemuri, des öffentlichen Nickerchens, ist weitverbreitet. Schnarchen wird in dieser Kultur, die öffentliches Schlafen akzeptiert, jedoch als peinlich empfunden.

„Inemuri“ bedeutet wörtlich „anwesend sein und schlafen“. In Japan ist es keine Seltenheit, jemanden im Zug auf dem Weg zur Arbeit oder während der Mittagspause schlummernd anzutreffen. Das Phänomen des Inemuri zeugt von einer Gesellschaft, die den kurzen Schlaf als Teil des alltäglichen Lebens integriert hat und ihn nicht als Zeichen von Faulheit, sondern als notwendige Auszeit versteht.

Die Kunst des Inemuri besteht darin, nur so tief zu schlafen, dass man weiterhin ein Bewusstsein für die Umgebung hat – so tief, wie es nötig ist, um zu regenerieren, aber gleichzeitig so oberflächlich, dass das Aufwachen, z. B., um an der richtigen Haltestelle auszusteigen, problemlos möglich ist.

In Japan herrschen soziale Richtlinien für das Inemuri. So ist es Schülern erlaubt, im Unterricht zu schlafen, solange sie dabei eine anerkannte Haltung einnehmen – eine Art Respektsbezeugung selbst im Schlaf. Dies umfasst das sorgsame Platzieren eines Handtuchs auf der Schulbank, bevor sie ihren Kopf darauf betten. Für Frauen gibt es ebenso Richtlinien für das Inemuri in der Öffentlichkeit, die auf Anstand und Zurückhaltung abzielen. Sie sollen in einer geschützten Position nahe einer Wand ruhen, um den persönlichen Raum zu wahren und nicht unbeabsichtigt zu nahe an Mitreisende zu rücken.

Der „Dachsschlaf“ ist eine weitere Besonderheit des Inemuri. Dabei handelt es sich um den vorgetäuschten Schlaf eines Vorgesetzten während Besprechungen, der eine angenehme Atmosphäre schaffen soll, in der Mitarbeiter sich ermutigt fühlen, ihre ▶▶

Ideen frei zu äußern. Es ist eine Art stilles Einverständnis, dass alle Beteiligten den symbolischen Charakter dieses „Schlafes" verstehen.

Für das Schlafen in aufrechter Position gibt es in Japan auch spezielle Hilfsmittel, die das Schlafen im Stehen durch Unterstützung des Kinns und damit Entlastung der Halswirbelsäule ermöglichen.

Es wird angenommen, dass japanische Bürger eine Neigung zu leichterem Schlaf haben, der es ihnen erlaubt, während kurzer Schlafperioden wachsam zu bleiben. Japanische Kinder wachsen oft in sehr hellhörigen Wohnverhältnissen auf und lernen von klein auf, zu schlafen, wenn der Körper danach verlangt, unabhängig von der Anwesenheit anderer.

Darüber hinaus spiegelt sich in der Schlafkultur Japans auch ein tief verwurzelter Respekt vor Traditionen und Überzeugungen wider. So vermeiden viele Japaner es, beim Schlafen den Kopf nach Norden auszurichten, was auf jahrhundertealten Bräuchen beruht. In der japanischen Bestattungskultur wird der Verstorbene traditionell mit dem Kopf nach Norden aufgebahrt, und aus Aberglauben wird diese Position für die Lebenden beim Schlafen als ungünstig betrachtet.

Schlaf in den Wechseljahren

Schlafprobleme sind ein weitverbreitetes Phänomen, das fast jeder Mensch im Laufe seines Lebens einmal erlebt, und das ist manchmal auch ganz normal. Besonders in gewissen Lebensphasen sind sie verbreiteter als sonst, und eine solche Phase ist die Zeit der Wechseljahre, auch bekannt als Perimenopause. In dieser Lebensspanne erfahren ungefähr die Hälfte aller Frauen Schwierigkeiten beim Schlafen.

> In den Wechseljahren erfahren ungefähr die Hälfte aller Frauen Schwierigkeiten beim Schlafen.

Diese Phase bringt oft Probleme mit sich, nicht nur mit dem Einschlafen, sondern auch mit dem Durchschlafen, begleitet von weiteren Symptomen, die das Schlafproblem verstärken können. Aber was genau führt dazu, dass Frauen gerade in dieser Lebensphase Schlafstörungen erleben, und was kann man dagegen unternehmen?

Schlafstörungen treten bei Frauen doppelt so häufig wie bei Männern auf, was größtenteils hormonell bedingt ist. Oft treten Schlafprobleme als eines der ersten Anzeichen der Wechseljahre auf, sogar bevor andere bekannte Symptome wie Hitzewallungen sich bemerkbar machen. Das liegt daran, dass mit der Perimenopause die Produktion des Hormons Progesteron nachlässt. Progesteron ist dafür bekannt, dass es eine beruhigende Wirkung auf Nerven und Psyche hat und somit einen gesunden und tiefen Schlaf fördert.

Im weiteren Verlauf der Wechseljahre reduziert sich auch die Menge des Östrogens, des zentralen weiblichen Sexualhormons. Die dadurch verursachten Schwankungen im Hormonspiegel können zu lang anhaltenden und extremen Schlafproblemen führen.

Ein niedriger Östrogenspiegel kann gleichzeitig auch die Melatoninproduktion beeinträchtigen. Melatonin ist bekannt als das Schlafhormon, das unter anderem unseren Schlaf-wach-Zyklus und unsere innere Uhr steuert, was für einen erholsamen Schlaf essenziell ist. In den Wechseljahren kollidieren also zwei Probleme: die nachlassende Melatoninproduktion aufgrund des Alters und die hormonellen Veränderungen.

Nicht alle Frauen leiden automatisch unter Schlafstörungen in den Wechseljahren, jedoch sind die Veränderungen im Hormonhaushalt oft die Ursache. Die Komplexität der Vorgänge im Gehirn, die dabei eine Rolle spielen, sind noch lange nicht vollständig erforscht.

Ein weiteres Problem ist, dass die Ursachen für Schlafprobleme in dieser Lebensphase oft nicht erkannt werden. Viele Frauen verbinden ihre Schlafschwierigkeiten nicht sofort mit den Wechseljahren, vor allem, wenn ihr Zyklus noch besteht, und suchen sich daher leider keine passende Hilfe – und das, obwohl Schlaf für die Gesundheit von Körper und Gehirn essenziell ist und Schlafstörungen schneller chronisch werden können, als man denkt.

Besonders tückisch an Schlafproblemen in den Wechseljahren ist, dass Frauen oft nicht nur unter Schlaflosigkeit leiden, sondern auch nachts durch Hitzewallungen schweißgebadet aufwachen, was das Wiedereinschlafen erschwert. Die Forschung vermutet, dass dies auf eine Fehlfunktion des vegetativen Nervensystems zurückzuführen ist, bedingt durch die Hormonschwankungen.

Neben der Rolle als Sexualhormone beeinflussen Östrogen und Progesteron auch die Regulierung von Herzschlag und Körpertemperatur. Schlafstörungen können somit zu Müdigkeit, Reizbarkeit, Stimmungsschwankungen, Konzentrationsproblemen und einer verringerten Leistungsfähigkeit führen. Hinzu kommt, dass sie einen Stressfaktor darstellen und bei zusätzlichem Alltagsstress den Schlaf weiter verschlechtern können.

Um diesen Problemen entgegenzuwirken, gibt es eine Reihe von Möglichkeiten – von medizinischen Therapien über natürliche Schlafmittel bis hin zu Änderungen im Lebensstil und der Schlafhygiene.

Natürliche Hilfsmittel für einen gesunden Schlaf

KATEGORIE		BEDEUTUNG/VERWENDUNG
Aminosäuren und Vitamine	Tryptophan	Tryptophan ist eine wichtige Aminosäure, die im Blut niedrige Spiegel aufweisen kann und für die Bildung von Melatonin und Serotonin notwendig ist. Ihre abendliche Einnahme kann helfen.
	B-Vitamine	B-Vitamine unterstützen zusätzlich die Bildung von Melatonin und können in Kombination mit Tryptophan die Schlafqualität verbessern.
Pflanzliche Mittel	Melisse	Melisse wirkt beruhigend und schlaffördernd. Sie ist verfügbar als Tee, Tropfen oder Tabletten.
	Baldrian	Baldrian hat eine starke schlaffördernde und beruhigende Wirkung. Er ist verfügbar in verschiedenen Formen wie Tee, Tropfen oder Tabletten.
	Lavendel	Lavendel ist bekannt für seine beruhigende Wirkung und kann als ätherisches Öl oder in anderen Formen angewendet werden.
	Johannis-kraut	Johanniskraut wird verwendet, um Stress abzubauen und die Schlafqualität zu verbessern. Es ist verfügbar in verschiedenen Formen.
	Passions-blume	Passionsblume wirkt entspannend und kann helfen, den Schlaf zu verbessern. Sie ist verfügbar in verschiedenen Formen.
	Hopfen	Hopfen ist bekannt für seine schlaffördernden Eigenschaften und wird oft in Kombination mit anderen Kräutern verwendet.
	Yamswurzel	Yamswurzel wird traditionell für verschiedene gesundheitliche Vorteile genutzt, einschließlich der Verbesserung des Schlafes.
Schlafhygiene		Regeln und Tipps zur Verbesserung des Schlafes, einschließlich des Vermeidens von Bildschirmen vor dem Schlafen und der Etablierung eines regelmäßigen Schlafrhythmus

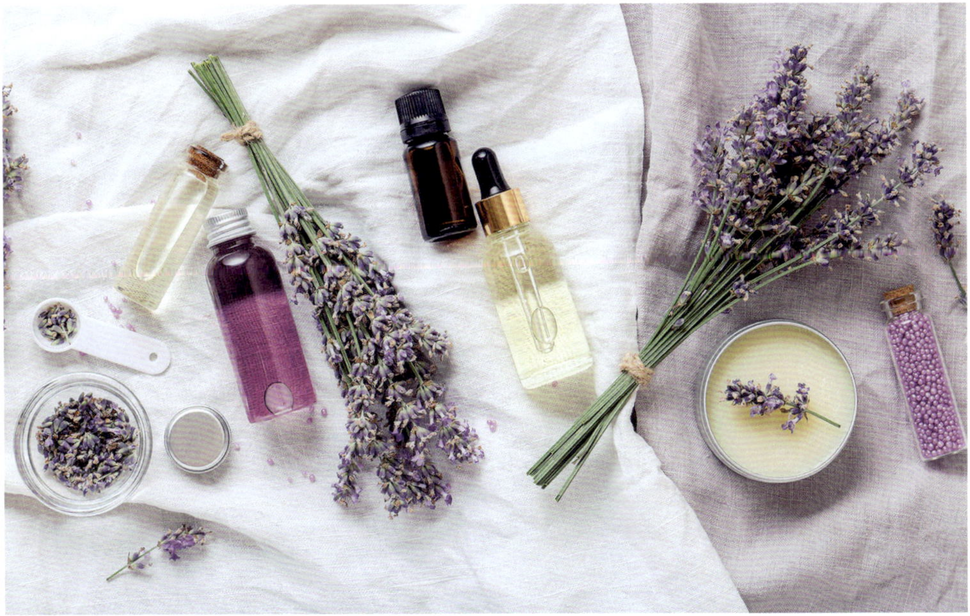

Lavendel wirkt beruhigend. Er kann als ätherisches Öl, aber auch in anderen Formen angewendet werden.

Die Zukunft des Schlafens

Die ständige Verfügbarkeit in unserer Gesellschaft ist ein direktes Ergebnis des wirtschaftlichen Erfolgs, der durch die Beschleunigung der Produktion und des Warenaustauschs mittels neuer Technologien ermöglicht wurde. Die Digitalisierung hat diesen Trend noch verstärkt, indem sie uns an eine Welt gewöhnt hat, in der alles sofort und überall verfügbar ist. Die dadurch entstandene Flexibilität in allen Lebensbereichen führt dazu, dass Menschen in Umgebungen mit vielfältigen nächtlichen Angeboten tendenziell später schlafen gehen, während an Orten ohne solche Angebote eher frühere Schlafenszeiten üblich sind. Der US-amerikanische Kunstkritiker Jonathan Crary spricht von einem Zeitalter der „Bioderegulierung", in dem Aktivität rund um die Uhr zur Norm wird. Menschen, die alleine wohnen, verstärken diesen Trend zusätzlich, da bei ihnen individuelle Zeitpläne dominieren und feste Strukturen

> Menschen in Umgebungen mit vielfältigen nächtlichen Angeboten gehen eher später schlafen.

häufiger verloren gehen. Die Konsequenzen für unseren Schlaf sind besorgniserregend: ein deutlicher Rückgang sowohl der Schlafdauer als auch -qualität in den letzten Jahren.

Dieser Wandel ruft nach einer Neubewertung unseres Schlafverhaltens und der Notwendigkeit, Schlaf als Priorität in unserer leistungsorientierten Gesellschaft wiederherzustellen. In einer Welt, die sich ständig wandelt und in der die Grenzen zwischen Arbeit und Privatleben zunehmend verschwimmen, ist es für uns wichtiger denn je, einen Blick in die Zukunft unseres Schlafes zu werfen. Auf den folgenden Seiten skizzieren wir Ihnen, wie sich unser Schlaf in den kommenden Jahren und Jahrzehnten entwickeln könnte. Die lebhafte Diskussion um die Anpassung unserer Schlafgewohnheiten an die moderne Lebensweise und die Überwindung traditioneller Schlafmuster zeigt, dass unsere Gesellschaft zunehmend bereit ist, in Schlaf als eine grundlegende Ressource für Wohlbefinden und Leistung zu investieren.

Schlaf als Lifestyle-Phänomen

Schlaf, oft als eine selbstverständliche Komponente unseres Lebens angesehen, rückt immer dann in den Fokus, wenn er uns Probleme bereitet. Während über eine schlechte Nacht leicht beim Kaffee geplaudert wird, gilt eine gute Nachtruhe als kaum erwähnenswert. Doch mit der generellen Abnahme der Schlafdauer gewinnt das Thema Schlaf für uns an Bedeutung. Untersuchungen zeigen, dass in der Schweiz Schlaf für fast die Hälfte der Bevölkerung wichtiger geworden ist, besonders unter den unter 54-Jährigen, die den Belastungen der Arbeitswelt stärker ausgesetzt sind. Während einige der Meinung sind, Schlaf sei erst im Tod wichtig, betont die Mehrheit die Wichtigkeit der Balance zwischen Freizeit und Ruhe. Die gestiegene Aufmerksamkeit für Schlaf spiegelt sich auch in der Zunahme von Google-Suchanfragen wider, was darauf hindeutet, dass wir zunehmend zu einem bewussten Umgang mit Schlaf finden.

> Die gestiegene Aufmerksamkeit für Schlaf spiegelt sich in der Zunahme von Google-Suchanfragen wider – eine positive Entwicklung!

Die Bedeutung des Schlafens als bewusster Teil des Lebens zeigt sich ebenfalls in der Zunahme von Tools und Plattformen zur Überwachung und Analyse des Schlafverhaltens. Beispielsweise analysieren Fitnessarmbandhersteller das Schlafverhalten ihrer Nutzer und liefern interessante Einblicke in allgemeine Schlafmuster. Apps zur Schlafoptimierung und Mindfulness-Trainings kommen zu diesen Angeboten noch dazu.

Schlaf entwickelt sich somit von einem Nebenthema zu einem zentralen Aspekt unseres Lebens, vergleichbar mit der Entwicklung des Essens von einem Grundbedürfnis zu einem identitätsstiftenden Erlebnis. Der Schlaf wird zunehmend als ein wichtiger Teil des Lebensstils angesehen. Dieses wachsende Bewusstsein für den Wert des Schlafes zeigt, dass wir uns von einer Gesellschaft, die Schlaf ignoriert, zu einer bewegen, die Schlaf wertschätzt und als wesentlichen Bestandteil eines gesunden Lebensstils sieht.

Ausgiebig schlafen für mehr Leistung

Über lange Zeit wurden Menschen, die viel schliefen, oft als faul belächelt. Sogar Napoleon Bonaparte wird nachgesagt, er habe die Meinung vertreten, dass nur „Idioten" sechs Stunden schlafen. Diese Ansicht blieb besonders unter Führungskräften und Politikern lange vorherrschend – wenig Schlaf wurde oft als Zeichen von Stärke gefeiert und ausreichenden Schlaf als Schwäche verspottet.

> Wenig Schlaf wurde oft als Zeichen von Stärke gefeiert und ausreichender Schlaf als Schwäche verspottet.

Heute ist dieses Bild jedoch überholt. Laut einer Umfrage des Schweizer Forschungsinstituts GDI wird jemand, der viel schläft, von einem Drittel der Schweizer als entspannt angesehen, und jeder Vierte betrachtet ausgiebigen Schlaf sogar als gesundheitsfördernd. Auch in der Arbeitswelt zeigt sich ein Umdenken: Einige Unternehmen beschränken den Mailzugang ihrer Angestellten nach Feierabend, um eine klare Trennung zwischen Arbeit und Erholung zu gewährleisten. Volkswagen leitet beispielsweise seit 2011 außerhalb der Bürozeiten keine E-Mails mehr auf Smartphones weiter, und einige Spitzenmanager planen Schlafzeiten gezielt in ihren Kalender ein.

Die einflussreiche Medienunternehmerin und Autorin Arianna Huffington hat mit zu diesem Umdenken beigetragen. Nach einem persönlichen Burn-out wurde sie zur Verfechterin für mehr Schlaf in der Geschäftswelt. Huffington stellt Schlaf als Schlüssel zu mehr Produktivität, Kreativität und Ausstrahlung dar – Eigenschaften, die im Geschäftsleben hochgeschätzt werden. Diese positivere Sichtweise auf Schlaf wird zunehmend als Voraussetzung für Erfolg anerkannt.

Mittagsschlaf: Das Rezept für neue Energie

Unsere innere Uhr, die unseren Schlaf-wach-Rhythmus steuert, kennt verschiedene Typen: die Morgentypen („Lerchen"), die Abendtypen („Eulen") und die Menschen dazwischen. Diese Rhythmen sind teilweise genetisch bedingt und entwickeln sich im Laufe des Lebens. Unsere üblichen Schul- und Arbeitszeiten passen jedoch oft nicht zu diesen natürlichen Rhythmen, was zu einem „sozialen Jetlag" führen kann. Die Forderung nach flexibleren Arbeits- und Schulzeiten wird laut, um den individuellen Rhythmen besser gerecht zu werden.

Die Tradition des kurzen Schlafes nach dem Mittagessen, der sogenannte Powernap, kann die Leistungsfähigkeit steigern. Wissenschaftliche Studien belegen, dass bereits zehn Minuten Ruhe ausreichen, um anschließend für zwei Stunden aufmerksamer zu sein. Ein zu langer Schlaf sollte dabei vermieden werden, um nicht in den Tiefschlaf zu geraten. Kurze Schlafphasen haben zudem einen positiven Effekt auf die Gesundheit und können das Risiko für Herzkrankheiten senken. Einige Unternehmen haben dies erkannt und fördern bei ihren Mitarbeitern das Powernapping.

Trotz der nachgewiesenen Vorteile ist das Powernapping in unserer Gesellschaft noch nicht weit verbreitet. Dies liegt zum Teil an gesellschaftlichen Normen und dem Bild, dass Schlaf tagsüber als

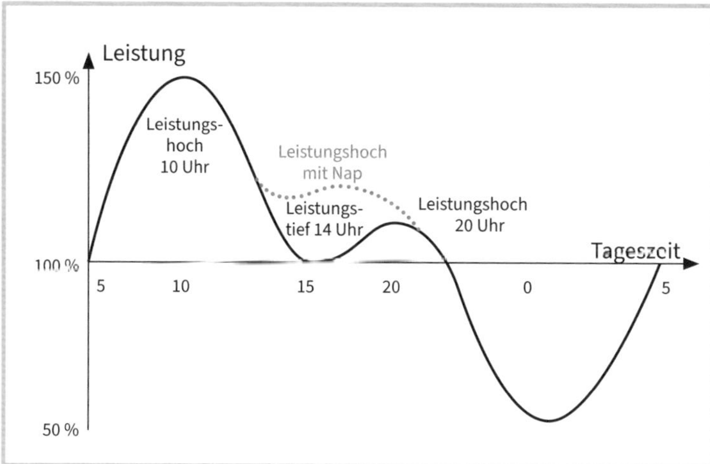

Leistungsfähigkeit im Tagesverlauf – mit und ohne Powernap. Wer mit Naps am Mittag oder Nachmittag gut zurechtkommt, wird sich dadurch oft ausgeruhter und leistungsfähiger fühlen.

Zeichen von Faulheit gesehen wird. Die Geschichte zeigt jedoch, dass sich Schlafmuster mit gesellschaftlichen und technologischen Veränderungen wandeln können. So wie Take-away-Produkte auf veränderte Essgewohnheiten reagiert haben, könnte auch der Schlaf eine Flexibilisierung erfahren.

Wenn sich die Erkenntnis durchsetzt, dass kurze Schlafphasen am Tag die Leistungsfähigkeit steigern und einen zu kurzen Nachtschlaf ausgleichen können, besteht die Chance, dass Powernaps auch bei uns an Beliebtheit gewinnen. In einer Arbeitswelt, die zunehmend Ergebnisse statt Anwesenheitszeiten bewertet, könnten sich neue Schlafmuster etablieren, die den natürlichen Rhythmen des Menschen entgegenkommen.

Wir sind der Meinung: So wie Take-away-Produkte an veränderte Essgewohnheiten angepasst wurden, könnte auch der Schlaf eine Flexibilisierung erfahren.

Wussten Sie das schon?

In Madrid wurde 2010 der „Siesta-Champion" gekürt. In acht Runden à 20 Minuten werden die Teilnehmer in vier Kategorien bewertet: Neben der Schlafdauer und dem kreativsten Outfit gehören dazu auch die originellste Haltung sowie das lauteste Schnarchen.

Öffentliche Schlafzonen

Unser Zuhause dient als Zufluchtsort in der hektischen Alltagswelt. Es ist ein Ort der Beständigkeit, wo sich Veränderungen langsamer vollziehen als in Bereichen wie Konsum oder Technik. Besonders das Schlafzimmer wird als letzte Bastion der Privatsphäre angesehen, wo Schlaf als eine persönliche und intime Angelegenheit von der Öffentlichkeit ferngehalten wird.

Ein Blick über den eigenen Kulturkreis hinaus zeigt, dass in manchen Teilen der Welt öffentliches Schlafen üblich ist. In Japan z. B. sind Schlafcafés und das als „Inemuri" (siehe Seite 26) bekannte öffentliche Nickerchen Teil des Alltags, wo Menschen jede Gelegenheit zum Ausruhen nutzen, insbesondere während des Pendelns. Bei uns wird öffentliches Schlafen nur in bestimmten Kontexten akzeptiert, etwa im Zug oder auf einer Parkwiese, aber nicht in formelleren Umgebungen wie dem Arbeitsplatz. Die Akzeptanz hängt oft von der jeweiligen Situation ab: Ein Schlafender stört in einem Meeting mehr als im Zug. Mit einer zunehmenden Flexibilisierung des Schlafverhaltens könnte sich jedoch die Auffassung darüber ändern, wo Schlafen angemessen ist.

> Mit einer zunehmenden Flexibilisierung des Schlafverhaltens könnte sich die Auffassung darüber ändern, wo Schlafen angemessen ist.

Die Idee der Schlafkapseln, ursprünglich aus Japan stammend, gewinnt auch in westlichen Ländern an Beliebtheit als Mittel zur effektiven Nutzung von Wartezeiten insbesondere an Flughäfen. Diese Kapseln bieten einen abgeschlossenen, ruhigen Raum für Erholung und zeigen, dass es durchaus ein Bedürfnis nach Ruhephasen außerhalb der eigenen vier Wände gibt. Die zunehmende Flexibilität und Mobilität unserer Gesellschaft könnten dazu führen, dass auch der Schlaf flexibler wird, sodass Erholungsphasen dort eingelegt werden, wo und wann sie benötigt werden.

Schlafmangel: Die moderne Epidemie

Die Abteilung für Schlafmedizin der Harvard Medical School betont, dass Schlaf neben Ernährung und Bewegung eine tragende Säule der gesundheitlichen Vorsorge darstellen muss. Charles

Czeisler, der Leiter dieser Abteilung, fordert eine Informationskampagne zur Sensibilisierung der Öffentlichkeit für Risiken, die Schlafdefizite mit sich bringen. Wie Sie weiter oben schon gelesen haben, zeigen Forschungen, dass zu wenig Schlaf das Risiko für Herzkrankheiten, Bluthochdruck, Diabetes, bestimmte Krebsarten, Stoffwechselstörungen und eine geschwächte Immunabwehr erhöht. Menschen mit Schlafmangel neigen zudem zu Übergewicht, da ein übermüdeter Organismus zunächst Muskelmasse statt Fett abbaut. Häufiger auftretende Depressionen sowie eine generell verkürzte Lebensspanne bei weniger als sechs Stunden Schlaf pro Nacht sind weitere belegte Folgen.

Eine Initiative, die vor den Folgen von Schlafdefiziten warnt, könnte ähnliche Auswirkungen auf unser Alltagsverhalten haben wie frühere Kampagnen gegen das Rauchen. Ähnlich könnten Schlafkampagnen dazu führen, dass Schlafbereiche im öffentlichen Raum, z. B. in Zügen oder auf Plätzen, entstehen, um den Schlaf als gesundheitsfördernde Maßnahme zu unterstützen.

Allerdings sieht sich eine solche Pro-Schlaf-Initiative mit größeren Herausforderungen konfrontiert als Kampagnen gegen das Rauchen. Die Hindernisse sind nicht nur Unternehmen, sondern vor allem unsere alltäglichen Gewohnheiten und gesellschaftlichen Prioritäten. Zudem profitiert die Wirtschaft von einer Gesellschaft, die ständig aktiv ist – und dabei kommt der Schlaf oft zu kurz.

Eine Kampagne für mehr Schlaf steht zudem vor der Schwierigkeit, dass es keine allgemein gültige Schlafdauer gibt, die für alle gesund ist. Während weniger als fünf Stunden Schlaf generell als schädlich gelten, benötigen einige Menschen mindestens acht Stunden oder sogar mehr.

Wussten Sie das schon?

Schlafwandeln betrifft etwa 1–2,5 % der Erwachsenen, wobei diese Gewohnheit meist bis zum 20. Lebensjahr abklingt.

Vom Schlaf zum Schnarchen

Begeben wir uns nun auf eine Entdeckungsreise in die Welt des Schnarchens. Wir werden die wissenschaftlichen und biologischen Grundlagen des Schnarchens untersuchen, um die komplexen Ursachen hinter diesem alltäglichen Vorgang zu verstehen. Dabei betrachten wir, wie anatomische Gegebenheiten, Gesundheitszustände und Umweltfaktoren zusammenspielen und das Schnarchen beeinflussen können. Ziel ist es, ein tiefgreifendes Verständnis für die Prozesse zu entwickeln, die uns nachts unterschiedlich lautstark begleiten können. Durch diesen Einblick in die Hintergründe des Schnarchens möchten wir Wissen vermitteln, das sowohl Ihre persönliche Gesundheit als auch Ihre Lebensqualität verbessern kann.

Verbreitung des Schnarchens

Zwei Drittel aller Männer und knapp die Hälfte aller Frauen schnarchen.

Blicken wir zunächst in die Welt und schauen uns an, wo Schnarchen besonders verbreitet ist: Eine von der Semmelweis-Universität Budapest durchgeführte Studie zeigt, dass das Schnarchen in Ungarn eine erhebliche Verbreitung hat, 60 % der männlichen und 42 % der weiblichen Bevölkerung sind davon betroffen. Besonders interessant ist, dass 36 % der Männer und 21 % der Frauen in der ungarischen Studie als starke Schnarcher klassifiziert werden. In den USA hingegen wird deutlich, dass ein erheblicher Teil der Schnarchenden, etwa 70 bis 80 %, gesundheitlichen Risiken ausgesetzt ist, vor allem durch die obstruktive Schlafapnoe (OSA, siehe S. 51 u. a.), mit einer Häufigkeit von 17 bis 27 % bei Männern und 3 bis 28 % bei Frauen. Interessanterweise leidet nur ein kleinerer Teil dieser Gruppe, etwa 4 % der Männer und 2 % der Frauen, unter schwerwiegenden Symptomen der OSA, die sich durch übermäßige Tagesmüdigkeit manifestieren.

Geschnarcht wird natürlich auch in anderen Ländern: Schnarchen ist ein weltweit verbreitetes Phänomen, das in verschiedenen Studien untersucht wurde. Eine weltweite Umfrage in den USA,

Großbritannien und Australien ergab, dass 57 % der Befragten von Schnarchen betroffen sind. Männer schnarchen häufiger als Frauen: 44 % der befragten Männer gaben an, zu schnarchen, bei den Frauen war es nur ein Drittel. Die Neigung zum Schnarchen nimmt mit dem Alter zu: 77 % der 55- bis 64-Jährigen schnarchen im Vergleich zu 41 % der 18- bis 24-Jährigen. Übergewicht erhöht ebenfalls die Wahrscheinlichkeit des Schnarchens, insbesondere in Amerika und Australien, wo Personen, die stark übergewichtig sind, fast doppelt so häufig schnarchen (57 %) wie Personen mit einem gesunden Gewicht (29 %).

Darüber hinaus zeigen Statistiken aus den USA, dass etwa 57 % der Männer, 40 % der Frauen und 27 % der Kinder schnarchen. Bei bis zu 70 % der Schnarchenden wurde Schlafapnoe diagnostiziert, wobei die obstruktive Schlafapnoe weltweit etwa eine Milliarde Erwachsene betrifft, von denen 80 bis 90 % nicht diagnostiziert sind. Eine Gewichtszunahme von 10 % kann die Wahrscheinlichkeit, an OSA zu erkranken, um das Sechsfache erhöhen.

Diese Daten zeigen, dass Schnarchen ein erhebliches Problem für einen großen Teil der Bevölkerung darstellt, wobei die Häufigkeit je nach Region, Geschlecht, Alter und Körpergewicht variiert. Der Zusammenhang mit der Schlafapnoe (siehe Seite 51 u. a.) unterstreicht, wie wichtig es ist, Schnarchen nicht nur als eine lästige Unannehmlichkeit zu betrachten, sondern als mögliches Gesundheitsrisiko, das ernst genommen werden muss.

Die Übertragung der ungarischen Daten auf die deutsche Bevölkerung illustriert die immense Anzahl von Menschen, die vom Schnarchen betroffen sind, und unterstreicht die Auswirkungen auf Millionen von Bettpartnern, die Nacht für Nacht um ihren Schlaf gebracht werden. Die Studie der British Lung Foundation aus dem Jahr 2011 betont zudem die sozialen und persönlichen Folgen des Schnarchens: Sie zeigt auf, dass ein signifikanter Anteil der Menschen in Beziehungen durch das Schnarchen des Partners oder der Partnerin einen erheblichen Schlafverlust erleidet.

Diese Erkenntnisse legen nahe, dass Schnarchen unsere ernsthafte Aufmerksamkeit erfordert, sowohl im Hinblick auf die Linderung der unmittelbaren Auswirkungen auf den Schlaf als auch auf die Behandlung möglicher zugrunde liegender Gesundheitsrisiken.

Schnarchen in früheren Jahrhunderten

Bevor es Wecker, Radios und Handys gab, die uns aus dem Schlaf rissen, gab es eine andere laute, unüberhörbare Geräuschkulisse: das Schnarchen. Vermutlich hat dieses nächtliche Konzert seit Beginn der Menschheit unsere Schlafhöhlen, Betten und Zelte zum Beben gebracht.

Die physischen Ursachen des Schnarchens, wie das Vibrieren des Gewebes in den Atemwegen, sind tief in unserer Anatomie verwurzelt. Es ist daher gut möglich, dass bereits unsere prähistorischen Vorfahren schnarchten.

Die antiken Zivilisationen verfügten über ein beeindruckendes Verständnis von Medizin und Körperpflege. Hippokrates, der als Vater der Medizin gilt, schrieb ausführlich über verschiedene Krankheiten und deren Behandlungen. Obgleich er das Thema Schnarchen nicht direkt adressierte, erkannte er die Bedeutung der Atmung und behandelte auch Menschen mit Atembeschwerden, die in der modernen Medizin möglicherweise als Schlafapnoe identifiziert würden. Es ist also durchaus denkbar, dass auch die antiken Griechen mit Problemen wie dem Schnarchen konfrontiert waren und nach Lösungen suchten.

Das Mittelalter, eine etwa tausendjährige Epoche von etwa 500 bis 1500 n. Chr., war eine Zeit tiefgreifender sozialer, kultureller und medizinischer Entwicklungen. Im Mittelalter basierte das medizinische Wissen stark auf den Schriften antiker Ärzte wie Galen und Hippokrates, ergänzt durch arabische Ärzte wie Avicenna (Ibn Sina), die ihre eigenen umfassenden Beiträge zur medizinischen Wissenschaft leisteten. Diese Werke enthielten Erkenntnisse über ▸▸

den Körperbau, die Körperfunktionen und verschiedene Krankheiten, einschließlich solcher, die die Atmung und damit auch das Schnarchen betrafen. Mittelalterliche Klosterregeln und andere zeitgenössische Dokumente, die das Zusammenleben regelten, geben uns Hinweise darauf, wie man mit Störungen durch Schnarchen umging. Anekdoten und Erzählungen aus dieser Zeit enthalten gelegentlich Hinweise auf das Schnarchen, die dessen alltägliche Präsenz im Leben der Menschen widerspiegeln.

Schnarchen global gesehen

Die kulturelle Wahrnehmung des Schnarchens ist weltweit sehr unterschiedlich und spiegelt oft tief verwurzelte Überzeugungen über Schlaf und Gesundheit wider. In einigen traditionellen Gesellschaften wird Schnarchen als Indikator für einen tiefen, ungestörten Schlaf angesehen, als Zeichen des Wohlbefindens und der körperlichen Erschöpfung nach einem anstrengenden Tag. Diese positive Sicht auf das Schnarchen geht mit der Vorstellung einher, dass guter Schlaf für die körperliche und geistige Gesundheit unerlässlich ist.

In Kulturen, in denen es üblich ist, dass Familien oder Gemeinschaften zusammen in einem Raum oder in beengten Wohnverhältnissen schlafen, wird Schnarchen oft als normaler Teil des gemeinsamen Schlafes akzeptiert. Die gemeinsame Erfahrung des Schlafens fördert eine größere Toleranz gegenüber dem Schnarchen, da es als Teil des Lebens gewertet wird. Im Gegensatz dazu wird Schnarchen in vielen westlichen Kulturen oft als problematisch oder sogar als Störung angesehen. In diesen Gesellschaften, in denen Schlaf und Schlafqualität einen hohen Stellenwert haben, gilt Schnarchen als Belastung für die Beziehung zwischen den Schlafpartnern und als mögliches Gesundheitsrisiko – was es ja auch ist.

Schlaf und Schlafqualität haben in unserer Gesellschaft einen hohen Stellenwert.

Mit dem Zugang zu fortschrittlicher medizinischer Versorgung in einigen Teilen der Welt hat sich der Blick auf das Schnarchen weiter differenziert. Das Bewusstsein für den Zusammenhang zwischen Schnarchen und ernsthaften Erkrankungen wie Schlafapnoe, Herzerkrankungen und Schlaganfall hat zu einer medizinischeren Sichtweise geführt. In diesem Zusammenhang wird Schnarchen zunehmend als ein Zustand angesehen, der diagnostiziert und behandelt werden sollte, um die Gesundheit zu schützen.

Wussten Sie das schon?
Über das Leben verteilt erleben wir etwa 150.000 Träume. Insgesamt verbringen wir etwa vier Jahre unseres Lebens im sogenannten REM-Schlaf, der für Träume essenziell ist.

Wie Schnarchen entsteht

Wenn wir uns ansehen, wie das Schnarchen überhaupt zustande kommt, öffnen sich die Türen zu einem umfassenderen Verständnis eines Phänomens, das viele Menschen als nächtliche Belästigung erfahren. Schnarchen ist weit mehr als nur eine Geräuschkulisse in der Stille der Nacht; es ist ein vielschichtiges Ereignis, das seinen Ursprung in den Tiefen der Abläufe unseres Köpers hat. Diese Abläufe sind kompliziert und werden von einer Vielzahl von Körperfunktionen gesteuert.

Schnarchen ist es ein Produkt der Interaktion verschiedener Teile unseres Atmungssystems, insbesondere der Nase und des Rachens.

Im menschlichen Körper findet ein ständiges, fein abgestimmtes Zusammenspiel zahlreicher Systeme und Organe statt, um lebensnotwendige Funktionen aufrechtzuerhalten. Eines der Phänomene, die aus diesem komplexen Zusammenspiel resultieren, ist das Schnarchen. Schnarchen wird häufig als eine störende Nebenerscheinung des Schlafes angesehen, doch tatsächlich ist es ein direktes Produkt der Interaktion verschiedener Teile unseres Atmungssystems, insbesondere der Nase und des Rachens.

Beim Schnarchen spielen Faktoren wie die Beschaffenheit der Atemwege, die Muskelspannung im Rachenbereich und die Position des Körpers eine entscheidende Rolle. Wenn wir schlafen, entspannen sich die Muskeln im Hals, was zu einer Verengung der Atemwege führen kann. Diese Verengung kann dann die typischen Schnarchgeräusche verursachen, wenn Luft durch die verkleinerten Passagen strömt und das umliegende Gewebe zum Vibrieren bringt.

Schnarchen ist ein natürlicher Bestandteil des menschlichen Daseins. Durch die Erforschung und das Verstehen der zugrunde liegenden Prozesse können Sie lernen, konstruktiver damit umzugehen. Damit können Sie nicht nur das Schnarchen selbst verringern, sondern auch die Qualität Ihres Schlafes verbessern. Das ist wichtig, denn wie Sie bereits wissen, ist guter Schlaf grundlegend für die Gesundheit und das allgemeine Wohlbefinden.

Wir sollten daher das Schnarchen nicht einfach nur als eine Störung betrachten, sondern es auch als einen spannenden Einblick in die Komplexität des Körpers und seiner Funktionen während des Schlafes wertschätzen. Es ist ein Bereich, der noch viele Geheimnisse birgt und dessen Erforschung uns nicht nur lehrreiche Informationen über unsere Schlafgewohnheiten gibt, sondern auch über die Art und Weise, wie wir unseren Alltag gesünder gestalten können.

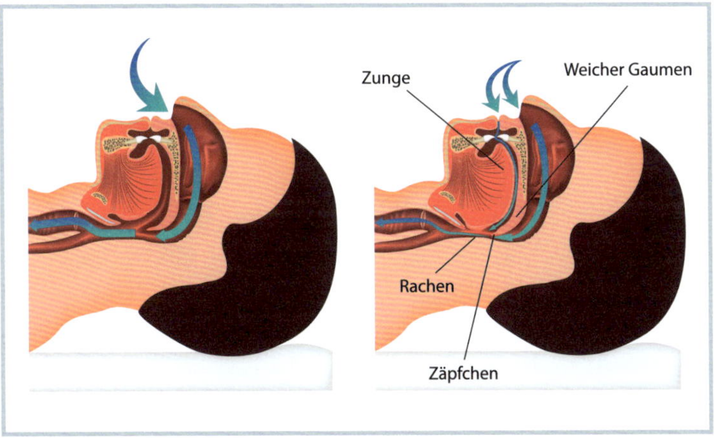

Atmung während des Schlafes (links) und beim Schnarchen: Die Atemwege sind verengt.

Schnarchen kann nur bei offenem Mund entstehen, denn nur wenn Luft durch den Mund strömt, entstehen Töne.

Mund

Schnarchen kann nur bei offenem Mund entstehen, denn nur wenn Luft durch den Mund strömt, entstehen Töne: Wir können dann flüstern, sprechen, singen oder eben auch schnarchen. Doch anstelle eines melodischen Tons entsteht etwas ganz anderes: das rätselhafte Schnarchen. Dieser Vergleich mag auf den ersten Blick ungewöhnlich erscheinen, doch er öffnet eine Tür zu einem tieferen Verständnis dieses alltäglichen Phänomens.

Wenn die Entspannung der Rachenmuskulatur bereits eine Verengung verursacht hat, kann die zusätzliche Verlegung durch die Zunge das Schnarchen verursachen.

Zunge

Die Zunge ist ein zentrales Element beim Schnarchen. Im Schlaf entspannt sich die Zunge und fällt nach hinten, was ganz normal ist. Dort verharrt sie in ihrer entspannten Position und blockiert die Atemwege. Besonders wenn die Entspannung der Rachenmuskulatur bereits eine Verengung verursacht hat, kann die zusätzliche Verlegung durch die Zunge das Schnarchen noch intensiver machen. Dies führt zu dem oft beeindruckenden Schnarchkonzert, das in vielen Schlafzimmern Nacht für Nacht aufgeführt wird.

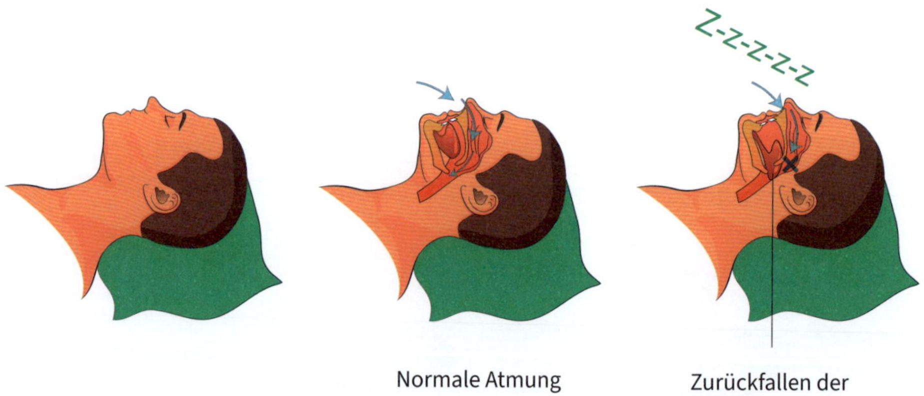

Normale Atmung

Zurückfallen der Zunge führt zu einem Schnarchen

Rachen

Doch dieses „Konzert“ beschränkt sich nicht nur auf den Mundbereich; es erstreckt sich bis in den Rachen. Hier können wir uns die Muskeln und das Gewebe als Gäste einer ausgelassenen Party vorstellen. Sobald sie sich „entspannen“ – und hierbei geht es um eine echte Entspannung, ein Loslassen –, beginnt das Schnarchen durchs Haus zu hallen.

Sehen wir uns den Rachen und seine Rolle im Schlafprozess genauer an. Der Rachen besteht aus einem komplexen System von Muskeln und Gewebe, das sich direkt hinter Mund und Nase befindet und einen wesentlichen Teil der Atemwege bildet. Im Wachzustand sind diese Muskeln aktiv und halten die Atemwege offen, sodass die Luft frei fließen kann. Während des Schlafes jedoch neigen diese Muskeln dazu, sich zu entspannen, was eine natürliche und normale Reaktion des Körpers ist.

Während des Schlafes entspannen sich die Rachenmuskeln und können die Atemwege verengen.

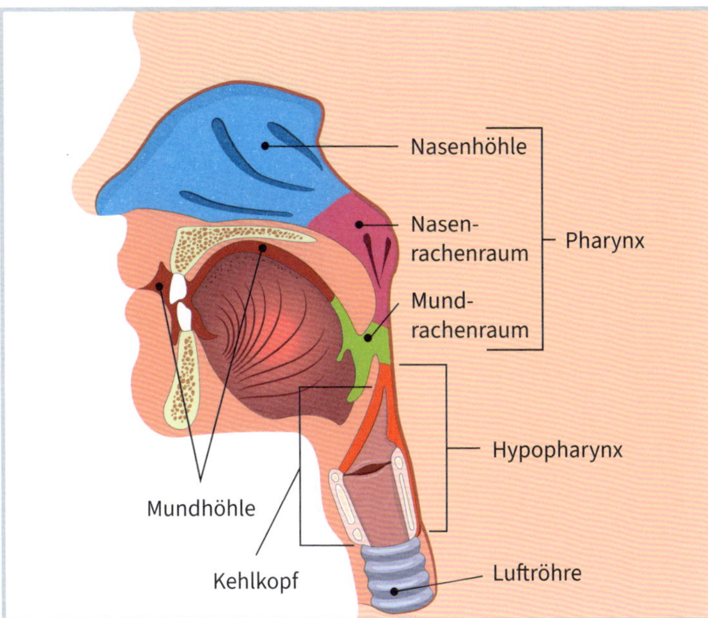

Der Rachen ist ein wesentlicher Teil der Atemwege. Eine Entspannung der Rachenmuskulatur kann zu einer Verengung der Atemwege und zu Schnarchen führen.

Diese Entspannung der Rachenmuskulatur kann allerdings zu einer Verengung der Atemwege führen. Besonders ausgeprägt ist das oft, wenn eine Person auf dem Rücken schläft. In dieser Position kann die Schwerkraft dazu beitragen, dass die entspannten Gewebe und die Zunge leichter nach hinten fallen und so die Atemwege verengen.

Wenn nun während des Schlafes tiefe Atemzüge erfolgen, kann diese Verengung dazu führen, dass die Wände des Rachens zu vibrieren beginnen. Diese Vibrationen sind es, die die typischen, tiefen und rasselnden Geräusche des Schnarchens erzeugen. Man kann sich das wie das Flattern einer Fahne im Wind vorstellen – wenn der Luftstrom durch die engeren Atemwege strömt, geraten die weichen Gewebe des Rachens in Schwingung und erzeugen so das Schnarchgeräusch.

Nase

In der genaueren Betrachtung des Schnarchens spielt die Nase eine entscheidende Rolle. Die Nase, als primärer Eingang für die Atmung, hat eine entscheidende Funktion in der Regulierung des Luftstroms. Anatomische Besonderheiten oder pathologische Veränderungen in der Nase können den Luftstrom erheblich beeinflussen. Beispielsweise können Schwellungen der Nasenschleimhaut, das Vorhandensein von Polypen oder eine Verkrümmung der Nasenscheidewand zu einer Einengung der Atemwege führen. Diese Verengungen verursachen typischerweise ein pfeifendes Geräusch, das oft ein Vorläufer oder eine Begleiterscheinung des Schnarchens ist.

Bei einer verstopften Nase kommt es häufig zur Mundatmung, die, wie Sie oben schon gelesen haben, maßgeblich für das Schnarchen verantwortlich ist. Die Verengung der Atemwege in der Nase zwingt unseren Körper, auf Mundatmung umzuschalten, was wiederum die Wahrscheinlichkeit des Schnarchens erhöht. Wenn die Nase verstopft ist, ändert sich die Art und Weise, wie die Luft durch die Atemwege strömt – nämlich jetzt durch den Mund –, was dann zu Schnarchgeräuschen führt.

Für Betroffene ist es wichtig zu wissen, dass Schnarchen nicht nur ein Geräusch ist, sondern das Ergebnis eines komplexen Zusammenspiels verschiedener Faktoren während des Schlafes. Die Kenntnis über diese Prozesse kann Ihnen helfen, gezielte Maßnahmen zur Reduzierung des Schnarchens zu ergreifen, wie z. B. das Vermeiden der Rückenlage beim Schlafen oder spezielle Übungen zur Stärkung der Rachenmuskulatur. Indem Sie diese Aspekte berücksichtigen, können Sie aktiv zur Verbesserung Ihrer Schlafqualität beitragen.

Das Zusammenspiel von Mund, Zunge, Nase und Rachen, gepaart mit weiteren Faktoren wie Körperhaltung, Muskeltonus und individueller Anatomie, bestimmt das Muster und die Lautstärke des Schnarchens. Es ist wichtig zu wissen, dass Schnarchen oft ein Zeichen für eine gestörte Atmung ist und dass es ratsam sein kann, ärztlichen Rat einzuholen, um die zugrunde liegenden Ursachen anzugehen.

> Das Zusammenspiel von Mund, Zunge, Nase und Rachen sowie Körperhaltung, Muskeltonus und individuelle Anatomie bestimmen Muster und Lautstärke des Schnarchens.

Wie laut kann es werden?

Ein Vergleich der Lautstärke des Schnarchens mit anderen Geräuschen kann sehr aufschlussreich sein, damit wir die möglichen Auswirkungen des Schnarchens auf unseren Schlaf und den unserer Partner besser verstehen. Um eine Vorstellung davon zu bekommen, wie laut Schnarchen im Vergleich zu anderen Alltagsgeräuschen sein kann, hilft die Dezibel-Skala, die die Lautstärke misst. Eine Erhöhung um 10 dB entspricht einer Verzehnfachung der Lautstärke. Hier einige Beispiele für die Lautstärke verschiedener Geräusche:

- Flüstern: 30 dB
- normale Unterhaltung: 60 dB
- Straßenverkehr: 70–85 dB

►►

- Laubbläser: 90 dB
- Rockkonzert: 120 dB
- Die Schmerzgrenze liegt bei 130 dB.

Wie laut ist Schnarchen tatsächlich? Das kann stark variieren und hängt von verschiedenen Faktoren wie der körperlichen Verfassung, der Schlafposition und dem Vorliegen einer Schlafapnoe ab. Während ein normales Gespräch oder Hintergrundgeräusche in einem Büro nicht als störend empfunden werden, kann lautes Schnarchen die Lautstärke einer stark befahrenen Straße erreichen und somit unsere Schlafumgebung erheblich stören. Im Allgemeinen bewegt sich die Lautstärke des Schnarchens in den folgenden Bereichen:

- leichtes Schnarchen: 30–50 dB, vergleichbar mit einem leisen Gespräch
- mittleres Schnarchen: 50–60 dB, vergleichbar mit einem normalen Gespräch
- starkes Schnarchen: 60–80 dB, vergleichbar mit dem Lärm einer belebten Straße oder eines Staubsaugers
- extrem lautes Schnarchen: über 80 dB, vergleichbar mit einem lauten Wecker oder einem Laubbläser, in seltenen Fällen sogar bis zu 90 dB, in etwa die Lautstärke eines Motorrads

Die Lautstärke des Schnarchens kann nicht nur den Schlaf des Partners stören, sondern auch die Schlafqualität des Schnarchenden selbst beeinträchtigen. Lautstärken über 60 dB können den Schlafzyklus stören, was zu einem weniger erholsamen Schlaf führt. Regelmäßiges lautes Schnarchen sollten Sie daher medizinisch abklären lassen, um mögliche gesundheitliche Ursachen auszuschließen oder zu behandeln.

Wussten Sie das schon?
Am 24. Mai 1993, in einem Krankenhaus der schwedischen Stadt Örebro, gelang Kåre Walkert ein außergewöhnlicher Durchbruch: Er schnarchte mit einer Lautstärke von 93 dB, was vergleichbar ist mit dem Geräusch eines röhrenden Elchs oder dem Klang einer Polizeisirene. Diese beeindruckende Leistung brachte ihm einen Eintrag im Guinnessbuch der Rekorde ein und gilt bis heute als Weltrekord. Damit übertraf er Melvin Switzer aus Großbritannien, der seit 1984 mit einem Schnarchgeräusch von 92,3 dB den Rekord hielt. Interessanterweise blieb Switzers Frau trotz des hohen Lärmniveaus im gemeinsamen Schlafzimmer, was ihr nur durch ihre Taubheit auf einem Ohr möglich war.

Formen des Schnarchens

Um die Mechanismen hinter den Schnarchgeräuschen wirklich zu verstehen, müssen wir die anatomischen Ursachen des Schnarchens näher betrachten. Jede der folgenden Schnarchformen kann isoliert auftreten oder in Kombination mit anderen, was die Diagnose und Behandlung erschwert.

Gaumensegelschnarchen

Das am weitesten verbreitete Schnarchen entsteht durch die Vibration des erschlafften Gaumensegels und des Zäpfchens, die beiden Gewebestrukturen am hinteren Teil des Munddaches. Während des Schlafes, wenn der Muskeltonus im Körper nachlässt, können diese Gewebe durch den Luftstrom der Atmung zum Flattern gebracht werden. Dieser Vorgang ist verantwortlich für die typischen Schnarchgeräusche, die oft als rasselnd oder sägend beschrieben werden. Diese Art des Schnarchens ist besonders häufig bei Rückenlage zu beobachten, da in dieser Position die Wahrscheinlichkeit größer ist, dass die Gewebe in den Atemweg fallen und so die Vibrationen und damit die Geräusche verursachen.

> Gaumensegelschnarchen ist am weitesten verbreitet.

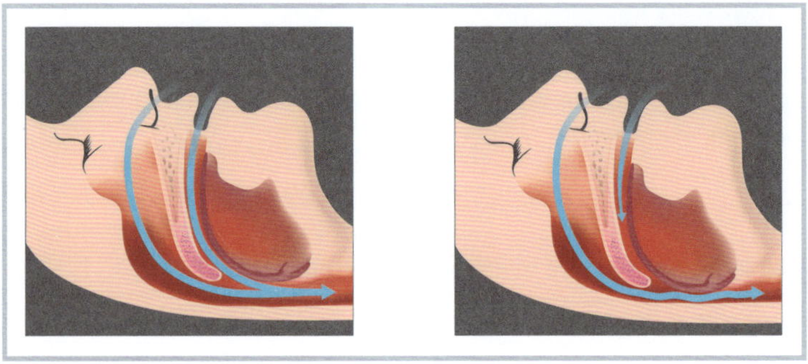

Links normaler Schlaf: Die Atemwege sind frei, die Zunge entspannt (fällt leicht nach hinten). Rechts Gaumensegelschnarchen: Verengte Atemwege, die eine Vibration verursachen.

Zungengrundschnarchen

Im Schlaf entspannt sich die gesamte Muskulatur. Wenn die Zunge dann durch die Schwerkraft leicht nach hinten rutscht und die Atemwege im Rachen blockiert, entsteht ein spezifisches Schnarchgeräusch. Diese Art des Schnarchens tritt häufig bei Menschen auf, die in Rückenlage schlafen.

Beim Zungengrundschnarchen rutscht erschlaffendes Weichgewebe nach hinten und verengt den Atemweg im Rachen. Das Gaumenzäpfchen und das Gaumensegel geraten bei der Atmung in Schwingung. Es entsteht das Geräusch, das wir als Schnarchen kennen.

Nasales Schnarchen

Das nasale Schnarchen wird durch eine eingeschränkte Nasenatmung verursacht.

Diese Schnarchform wird durch eine eingeschränkte Nasenatmung verursacht, die oft mit einem hohen, pfeifenden Geräusch einhergeht. Verschiedene Faktoren wie chronische Nasennebenhöhlenentzündungen, vergrößerte Nasenmuscheln oder eine schiefe Nasenscheidewand können die partielle Blockade im Nasenbereich hervorrufen. Zusätzlich können Polypen oder allergisch bedingte Schwellungen der Nasenschleimhaut die Atmung beeinträchtigen. Die Luftströmung wird mit erhöhtem Druck durch die verengten Passagen gepresst, was das charakteristische Schnarchgeräusch erzeugt.

Laryngeales Schnarchen

Dies ist eine weniger häufige Form des Schnarchens, die durch Vibrationen im Bereich des Kehlkopfes (fachsprachlich Larynx) entsteht. Die Ursache liegt oft in einer Erschlaffung oder einer funktionellen Anomalie der Kehlkopfmuskulatur. Insbesondere können eine schwache Stimmlippenfunktion, eine Verengung des Kehlkopfeingangs während des Schlafes oder eine Beeinträchtigung der neuromuskulären Steuerung des Kehlkopfs zu diesem Typ des Schnarchens führen. Personen mit laryngealem Schnarchen können auch eine gestörte Stimmlippenbewegung aufweisen, die durch Veränderungen im Gewebe, etwa durch Schwellung, Narbenbildung oder neurologische Erkrankungen, verursacht sein kann.

Schnarchen aufgrund von Schlafapnoe

Schnarchen, das durch Schlafapnoe verursacht wird, ist nicht nur ein Lärmproblem, sondern auch ein ernst zu nehmendes Gesundheitsrisiko. Es ist gekennzeichnet durch wiederholte Atemaussetzer während des Schlafes, die sogenannten Apnoen. Das aus dem Altgriechischen hergeleitete *ápnoia* bedeutet so viel wie „Nicht-Atmung". Diese Atemunterbrechungen können zu einer verringerten Sauerstoffversorgung des Blutes und zu einer fragmentierten Schlafstruktur führen.

Die Apnoen entstehen typischerweise, wenn die Muskeln, die unsere Atemwege offenhalten, erschlaffen und so eine Blockade verursachen. Das daraus resultierende Schnarchen ist oft unregelmäßig und kann durch Perioden relativer Stille unterbrochen werden, denen dann plötzliche, laute Schnarchlaute folgen, wenn die Person nach Luft schnappt oder keucht. Diese Symptomatik kann auf eine obstruktive Schlafapnoe (OSA) hinweisen, die mit verschiedenen Gesundheitsproblemen, einschließlich Herz-Kreislauf-Erkrankungen, verbunden ist.

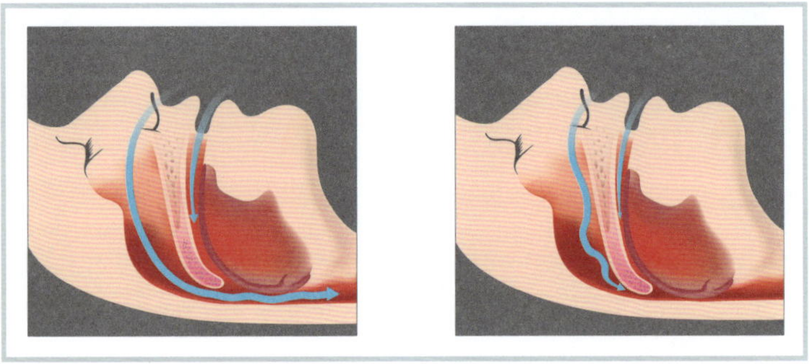

Links nochmal das Gaumensegelschnarchen: Verengte Atemwege, die eine Vibration verursachen.
Dazu rechts im Vergleich: Bei der Schlafapnoe sind die Atemwege komplett blockiert.

Zudem gibt es Faktoren, die mehrere Schnarchtypen gleichzeitig beeinflussen können, zum Beispiel:

- **Alkoholkonsum:** Alkohol entspannt die Muskeln im Rachenraum, was zu einer erhöhten Wahrscheinlichkeit für das Schnarchen führt, unabhängig von der spezifischen anatomischen Ursache.
- **Übergewicht:** Übergewicht führt oft zu zusätzlichem Fettgewebe im Halsbereich, was alle Formen des Schnarchens verschärfen kann.
- **Alterungsprozess:** Mit zunehmendem Alter verliert das Gewebe im Hals an Elastizität, was zu einer höheren Neigung zum Schnarchen führt.

Schnarchen variiert individuell und kann durch eine Kombination von Faktoren verursacht bzw. verändert werden.

Es ist für Sie wichtig zu wissen, dass Schnarchen individuell variiert und durch eine Kombination von Faktoren verursacht bzw. verändert werden kann. Zum Beispiel kann eine Person mit einer leicht verkrümmten Nasenscheidewand vielleicht nicht schnarchen, bis sie ein gewisses Alter erreicht oder etwas an Gewicht zulegt.

Selbsttests zur Risikoeinschätzung

Im Internet gibt es Fragebögen, die zu einer besseren Selbsteinschätzung des eigenen Schnarchens oder einer möglichen Schlafapnoe dienen können.
Sie können zeigen, ob das eigene Schnarchen die Gesundheit gefährdet. Sie ersetzen jedoch nicht ärztlichen Rat!
Nebenstehende QR-Codes leiten Sie auf entsprechende Webseiten.

Schnarchtypen

Schnarcher ist nicht gleich Schnarcher. Was dem einen gegen Schnarchen hilft, hilft nicht unbedingt auch dem anderen, da es zahlreiche Ursachen und Gründe für Schnarchen gibt. Man kann aber grob unterscheiden zwischen „Zungenschnarchen", „nasalem Schnarchen", „Rachenschnarchen" und „Mundschnarchen".

Die „Lokomotive"

Schnarchen ist generell ein Zeichen des komplexen Zusammenspiels der Atemwegsstrukturen im Schlaf. Ein besonders auffälliges Beispiel hierfür ist der sogenannte „Lokomotiv-Typ", dessen charakteristischer Klang an das rhythmische Dröhnen einer Dampflokomotive erinnert. Dieses gleichförmige und oftmals kräftige Schnarchen kann sich im Laufe der Nacht verändern, ähnlich den variierenden Geschwindigkeiten eines Zuges auf seiner Strecke.

Die Quelle dieses Schnarchens ist oft in der Resonanz des Gaumensegels und des Zäpfchens zu finden. Diese beiden Elemente sind Teil des weichen Gaumens – einer flexiblen Barriere, die die obere Luft- von der Speiseröhre trennt. Im Schlaf können sie, ähnlich einem Segel im Wind, in Vibration geraten, wenn Luft mit jedem Atemzug hindurchströmt. Diese Vibrationen sind für die sonoren Geräusche des Schnarchens verantwortlich.

Die Ausprägung dieses Schnarchtyps kann durch mehrere Faktoren beeinflusst werden:

- **Schlafposition:** Rückenschläfer sind besonders anfällig für diesen Schnarchtyp. Die Schwerkraft wirkt auf die Weichteile des Halses, was zu einer Verengung der Luftwege führen kann, wenn die Zunge und das weiche Gewebe des Gaumens nach hinten fallen.
- **Mundatmung:** Eine verstopfte Nase oder eine natürliche Tendenz, durch den Mund zu atmen, führt dazu, dass der Luftstrom verstärkt auf den weichen Gaumen trifft. Dies kann die Schwingungsamplitude erhöhen und das Schnarchen intensivieren.
- **Einfluss von Substanzen:** Alkohol und bestimmte Medikamente können eine Verringerung des Muskeltonus im Rachen bewirken. Dies fördert das „Lokomotiv-Schnarchen", indem die natürlichen Widerstände gegen die Luftstromvibrationen reduziert werden.

Das regelmäßige, rhythmische Schnarchen des „Lokomotiv-Typs" ist in den meisten Fällen harmlos.

Es ist wichtig zu verstehen, dass das regelmäßige, rhythmische Schnarchen des „Lokomotiv-Typs" in den meisten Fällen harmlos ist und als Teil der individuellen Schlafcharakteristik betrachtet werden kann. Jedoch können auffällige Änderungen im Muster, wie abrupte Unterbrechungen oder eine unregelmäßige Frequenz des Schnarchens, auf eine mögliche obstruktive Schlafapnoe (OSA) hindeuten (siehe Seite 68 u. a.).

Diese Unterbrechungen des Atemflusses sind nicht nur ein Gesundheitsrisiko, sondern auch ein Anzeichen dafür, dass der Körper während des Schlafes nicht die benötigte Ruhe erhält. Sie erfordern eine gründliche Untersuchung durch einen Schlafspezialisten, um die beste Behandlung zu gewährleisten und das Wohlbefinden zu fördern.

Der „sanfte Brummer"

Der „sanfte Brummer" stellt einen Schnarchtyp dar, der durch ein leises, monotones Summen gekennzeichnet ist – ein Geräusch, das weniger an die Schwere einer Lokomotive als vielmehr an das gedämpfte Brummen eines fernen Kühlschranks oder eines leise surrenden Motors erinnert. Dieses diskrete Schnarchen entsteht durch subtilere Einschränkungen des Luftstroms und kann auf eine sanftere Art und Weise die nächtliche Stille unterbrechen.

Die Ursachen für das leise Brummen des „sanften Brummers" sind oft in leichten anatomischen oder physiologischen Abweichungen zu finden:

- **Nasenverengungen:** Eine milde Schwellung der Nasenschleimhäute oder eine geringfügige Abweichung der Nasenscheidewand können den Luftstrom gerade genug einschränken, um das charakteristische sanfte Brummen zu erzeugen. Diese physischen Besonderheiten können zu einer leichten Turbulenz des Luftstroms führen, die dann als ein ruhiges Schnarchgeräusch wahrgenommen wird.
- **Entspannung des Gaumens:** Die Geräusche des Schnarchens werden nicht immer durch dramatische Vibrationen verursacht. Eine geringe Erschlaffung des Gaumensegels kann bereits ausreichen, um ein dezentes Brummen zu generieren. Dies kann besonders der Fall sein, wenn die Muskelspannung im Schlaf nachlässt und die Weichteile der oberen Atemwege zu einer zarten Bewegung neigen.
- **Schlafposition:** Menschen, die bevorzugt auf der Seite schlafen, erleben oft eine Verringerung des Schnarchens, da in dieser Position die Atemwege tendenziell offener bleiben. Die Schwerkraft wirkt hierbei anders als im Rückenliegen, sodass die Atemwege weniger eingeengt werden und die Luft freier fließen kann.

- **Geringe Muskelspannung:** Einige Personen haben eine natürliche Neigung zu einer geringeren Muskelspannung im Rachenraum. Dies kann besonders während der Tiefschlafphasen dazu führen, dass das Gewebe sanft einstürzt und ein leises Brummen verursacht.

Obwohl dieses unaufdringliche Schnarchgeräusch für Mitschläfer weniger irritierend sein mag, sollte es nicht gänzlich ignoriert werden. Es ist zwar häufig harmlos, doch könnten anhaltende Symptome wie Tagesmüdigkeit oder nächtliche Atemunterbrechungen auf eine Beeinträchtigung der Atemfunktion hinweisen und eine medizinische Beurteilung erfordern.

Die „Säge im Wald"

Das Geräusch erinnert an das Knarren und Sägen von Holzfällern in einem tiefen Wald: rau, unregelmäßig und manchmal von intensivem An- und Abschwellen durchzogen.

Ursachen und Merkmale dieses Schnarchtyps:

- **Starke Vibrationen:** Das ratternde, sägende Geräusch entsteht durch starke Vibrationen des Gaumensegels, des Zäpfchens oder der Rachenwände. Je stärker die Vibration, desto lauter und heiserer ist oft das Schnarchen.
- **Mundatmung:** Dieses Schnarchmuster ist besonders häufig bei Menschen zu beobachten, die durch den Mund atmen. Wenn die Atmung durch die Nase eingeschränkt ist (z. B. durch eine Erkältung oder Allergie) und der Mund während des Schlafes geöffnet bleibt, trifft der Luftstrom direkt auf das Gaumensegel und das Zäpfchen, wodurch diese stärker vibrieren.
- **Alkoholkonsum:** Alkohol entspannt die Rachenmuskulatur, was bei vielen Menschen das Schnarchen verstärkt. Nach einem Glas Wein oder Bier kurz vor dem Schlafengehen kann das „Sägen" daher besonders laut sein.

- **Tiefschlafphasen:** In den Tiefschlafphasen, insbesondere im REM-Schlaf, kann die Muskelentspannung im Rachenraum zu stärkeren Vibrationen und damit zu lauteren Schnarchgeräuschen führen.

Das „Sägen" kann für den Schlafpartner zu einer echten Herausforderung werden. Ohrstöpsel, weißes Rauschen oder getrennte Schlafzimmer sind dann mögliche Strategien, um trotzdem einen erholsamen Schlaf zu finden.

Das „Sägen" kann für den Schlafpartner zu einer echten Herausforderung werden.

Wichtig aber: Besonders lautes und unregelmäßiges Schnarchen, vor allem in Kombination mit Atemaussetzern, kann auf eine obstruktive Schlafapnoe (OSA) hinweisen (siehe S. 68 u. a.). Hier gilt wieder: Wer solche Symptome bei sich oder dem Partner feststellt, sollte sie unbedingt ärztlich abklären lassen: Es handelt sich nicht nur um eine Ruhestörung, sondern um eine mögliche Gesundheitsgefährdung.

Das „stille Wasser"

Auf den ersten Blick scheint dieser Schnarchtyp ein Paradoxon zu sein: Wie kann man schnarchen und doch „still" sein? Der „Stille Wasser"-Schnarcher ist jedoch jemand, dessen Schnarchen so leise ist, dass es kaum wahrnehmbar ist, es sei denn, man lauscht ganz genau. Es ähnelt dem leisen Rauschen eines entfernten Flusses oder dem sanften Wellenschlag an einem ruhigen Strand.

Die Gründe für das „stille Wasser"-Schnarchen sind oft subtil:

- **Leichte Atemwegsbehinderungen:** Kleinere Blockaden in den Atemwegen, die nicht stark genug sind, um deutliche Vibrationen zu verursachen, können zu einem kaum wahrnehmbaren Schnarchen führen.
- **Effiziente Atmung:** Bei einigen Menschen ist das Schnarchen deshalb so leise, weil ihr Körper effizient atmet, selbst wenn leichte Hindernisse vorhanden sind.

Die „stille Wasser"-Schnarcher sind oft diejenigen, die ohne Beschwerden schlafen und deren Atem nur minimal beeinträchtigt ist. In der Regel benötigen sie keine medizinische Behandlung, es sei denn, es gibt andere Symptome, die auf Schlafstörungen hinweisen.

Mit zunehmender Gewichtszunahme während der Schwangerschaft wächst auch die Neigung zu Schnarchen.

Schnarchen und Schwangerschaft

Viele werdende Mütter erleben während ihrer Schwangerschaft, dass sie anfangen zu schnarchen. Dieses Phänomen betrifft nicht nur die eigene Erholung und die des Partners, sondern ist zudem mit ernsthaften Gesundheitsrisiken verbunden. Aber was genau verursacht das Schnarchen während der Schwangerschaft und welche Maßnahmen können dagegen ergriffen werden?

Eine Studie der University of Michigan School of Medicine von 2012 zeigt, dass mit zunehmender Gewichtszunahme während der Schwangerschaft auch die Neigung zu schlafbezogenen Atmungsstörungen, einschließlich Schnarchen, wächst. Besonders im letzten Drittel der Schwangerschaft schnarchen werdende Mütter deutlich häufiger als außerhalb der Schwangerschaft. 34 % der untersuchten Schwangeren berichteten von Schnarchen, wobei für 25 % dies ein neues Phänomen während der Schwangerschaft war.

Neben der allgemeinen Gewichtszunahme, die auch den Halsbereich betrifft und die Atemwege verengen kann, spielt dersogenannte Schwangerschaftsschnupfen eine Rolle: Durch erhöhte Ausschüttung der Hormone Östrogen und Progesteron schwellen die Nasenschleimhäute an, was die Atmung erschwert und zu vermehrtem Schnarchen führt.

Das Schnarchen in der Schwangerschaft kann schwerwiegende Folgen haben, darunter gesteigerter Blutdruck, Gestationshypertonie und Präeklampsie. Diese Bedingungen treten häufiger bei schnarchenden Schwangeren auf. Interessant ist, dass schwangerschaftsinduziertes Schnarchen, im Gegensatz zu chronischem Schnarchen, ein unabhängiger Risikofaktor für Schwangerschaftshypertonie ist, also das Auftreten eines deutlich erhöhten ▸▸

Blutdrucks während der Schwangerschaft. Angesichts dieser Risiken ist es essenziell, gegen das Schnarchen in der Schwangerschaft vorzugehen:

- Optimierung der Schlafumgebung: Halten Sie das Schlafzimmer kühl und die Luft nicht zu trocken.
- Verwendung von Hilfsmitteln: Nasenpflaster oder Nasenklammern können die Nasenatmung erleichtern. Achten Sie bei Nasensprays auf solche mit hypertoner Salzlösung, um Austrocknung und Gewöhnungseffekte zu vermeiden.
- Schlafposition anpassen: Schlafen in Seitenlage oder mit einem erhöhten Kopfteil kann helfen, die Atemwege offen zu halten und Schnarchen zu reduzieren.

Es lohnt sich, verschiedene Ansätze auszuprobieren, um zu sehen, welche am besten funktionieren. Wichtig ist, bei anhaltenden Problemen oder Auffälligkeiten medizinischen Rat einzuholen.

Anatomische und genetische Faktoren

Es gibt eine Reihe von Faktoren, die sich negativ auswirken können, wenn es um gesunden Schlaf geht. Das Risiko für Schnarchen wird unter anderem durch Folgendes erhöht:

- verstopfte, geschwollene Nasennebenhöhlen (durch Erkältung oder Allergie)
- anatomische Veränderungen der Nasennebenhöhlen (Polypen, krumme Nasenscheidenwand etc.)
- Vergrößerung der Mandeln, Gaumenzäpfchen, Gaumensegel oder Zungengrund
- Schmalkiefer oder andere Kieferfehlstellungen
- schlaffes Weichteilgewebe in den oberen Atemwegen (durch schwache Muskulatur, aber auch bedingt durch Alterung, Nikotin, Alkohol, Schlafmittel)
- Übergewicht (eingeengte Atemwege durch Fetteinlagerungen)
- Kehldeckelveränderungen

Einige Syndrome haben körperliche Eigenheiten, die direkten Einfluss auf die Atmung und damit das Schnarchen haben können.

Eine Gruppe von Faktoren, die sowohl Schnarchen als auch Schlafapnoe beeinflussen können, sind verschiedene Syndrome, also Krankheiten oder Störungen, die durch bestimmte klinische Merkmale gekennzeichnet sind. Einige dieser Syndrome haben körperliche Eigenheiten, die direkten Einfluss auf die Atmung und damit das Schnarchen haben können. Beispielsweise können ein ungewöhnlich kleiner Kiefer oder eine größere Zunge die Atemwege während des Schlafes einengen, was zu Schnarchen oder Atemunterbrechungen führt.

- **Pierre-Robin-Sequenz:** Ein Zustand, der durch eine kleinere Unterkieferentwicklung, zurückfallende Zunge und möglicherweise Spaltbildungen im Gaumen gekennzeichnet ist, was Atemprobleme verursachen kann.
- **Down-Syndrom (Trisomie 21):** Eine genetische Störung, bei der eine Person eine dritte Kopie des Chromosoms 21 hat, was zu charakteristischen körperlichen Merkmalen, geistiger Behinderung und gesundheitlichen Problemen führt, einschließlich Schlafapnoe.
- **Marfan-Syndrom:** Ein genetisches Syndrom, das das Bindegewebe betrifft und zu langen Gliedmaßen, Herzproblemen und anderen körperlichen Auffälligkeiten führt. Schlafapnoe kann eine der damit verbundenen Komplikationen sein.
- **Treacher-Collins-Syndrom:** Eine genetische Erkrankung, die durch Anomalien der Gesichtsentwicklung gekennzeichnet ist, einschließlich Unterentwicklung des Kiefers und der Wangenknochen, was zu Atemproblemen führen kann.
- **Prader-Willi-Syndrom:** Ein genetisches Syndrom, das durch unstillbaren Hunger, Muskelhypotonie und Fettleibigkeit charakterisiert ist, wodurch auch das Risiko von Schlafapnoe erhöht wird.
- **Beckwith-Wiedemann-Syndrom:** Eine Wachstumsstörung, die zu großen Körperteilen oder Organen, einer erhöhten Geburtsgröße und einem höheren Risiko für kindliche Tumore

und Entwicklungsstörungen führt, unter anderem auch Schlafapnoe durch vergrößerte Zungengrundgewebe.
- **Akromegalie:** Eine seltene hormonelle Erkrankung, die in der Regel aus einer Überproduktion von Wachstumshormonen resultiert und oft durch einen gutartigen Tumor der Hirnanhangdrüse verursacht wird. Sie führt zu übermäßigem Wachstum der Knochen und Weichteile, was die Atemwege beeinträchtigen kann.
- **Obesity Hypoventilation Syndrome (OHS):** Eine Atemstörung, die bei übergewichtigen Menschen auftritt und durch unzureichende Atmung gekennzeichnet ist, was zu einem hohen Kohlendioxidgehalt im Blut und zu niedrigem Sauerstoffgehalt führt. OHS ist oft mit Schlafapnoe verbunden.

Diese Syndrome variieren stark in ihren Symptomen und Auswirkungen, aber sie alle können die Atemwege in einer Weise beeinflussen, die zu Schlafapnoe führen oder diese verschlimmern.

Wussten Sie das schon?

Eine Anekdote erzählt von einem Ayurveda-Therapeuten, der seinem Patienten, der wegen seines lauten Schnarchens Rat suchte, vorschlug, abendliche Gesangsrituale einzuführen. Der Grundgedanke dahinter war, durch das Singen die Atemwege zu stärken und zu erweitern – eine Praxis, die dem Pranayama, den Atemübungen des Yoga, nicht unähnlich ist. Der Patient befolgte den ungewöhnlichen Rat mit solcher Hingabe, dass seine abendlichen Melodien bald ein viel diskutiertes Thema im gesamten Dorf waren. Die Nachbarn standen vor der Wahl, ob sie sich nun statt über die Schnarchkonzerte über die Gesangsdarbietungen beschweren sollten.

Schnarchen und Traumleben

Eine Verringerung des Schnarchens kann zu einer Verbesserung der Traumqualität und somit zu einem gesünderen Schlaf beitragen. Träume sind ein facettenreiches Phänomen – sie können belustigen, erschrecken und sogar verwundern. Im Schlaf „erleben" wir Dinge, die uns zum Nachdenken bringen und oft gedeutet werden möchten.

Störendes Schnarchen kann das Träumen einschränken.

Seit Menschengedenken sind Träume Gegenstand von Deutungen und Theorien: In der Antike sah man in ihnen Botschaften der Götter, während sie für Freud das Fenster zum Unterbewusstsein öffneten und Künstlern als unerschöpfliche Inspirationsquelle dienten. Es ist in der Tat so, dass das, womit wir uns im Wachzustand beschäftigen, unser nächtliches Traumerleben prägen kann. Abendliche kreative Tätigkeiten können zu einem erhöhten Aufkommen von träumerischen Lösungen für unsere Probleme führen. Das Gehirn verarbeitet im Traum die Tageserlebnisse auf eine fantasievolle und kreative Weise.

Auch im Schlaf bleibt das Gehirn aktiv und unsere kognitiven Funktionen kommen nie ganz zur Ruhe. Theorien zufolge dienen Träume dem Üben und Einordnen von neuen Informationen und Fähigkeiten, indem sie neue mit alten Erinnerungen verknüpfen und so das Gelernte verfestigen.

Im Traum erleben wir Gefühle, Bilder und Klänge, als wären wir wach – nur spielt sich dies alles in unserem Kopf ab. Die Gehirnaktivität während des Träumens spiegelt die Aktivität im Wachzustand wider: Wenn wir im Traum sprechen, ist die Sprachregion aktiv; bewegen wir uns, ist es die motorische Region. Emotionen sind in Träumen oft intensiver als im Wachen, was bei Albträumen zu physischen Reaktionen wie Schwitzen führen kann.

Wussten Sie das schon?

Paul McCartney gab an, die Melodie seines Hits „Yesterday" sei ihm 1965 im Traum erschienen.

Diese kreativen und oft lebhaften Phasen des Schlafes erfordern Ruhe und Stille, die in den REM- und Tiefschlafphasen erreicht werden. Darum ist ein ruhiger und erholsamer Schlaf so wichtig: Er fördert nicht nur das Träumen, sondern unterstützt auch das Lernen und Verstehen unserer täglichen Erfahrungen. Störendes Schnarchen kann jedoch das Träumen einschränken. Wenn zusätzlich obstruktive Schlafapnoe auftritt, können diese Atemstillstände den Schlaf so stark beeinträchtigen, dass sowohl REM- als auch Tiefschlafphasen reduziert werden und das Träumen abnimmt. Dann kann sich das Gehirn nicht ausreichend erholen und die Trauminhalte können tendenziell negativer werden. Manche Schlafapnoe-Patienten berichten von intensiven Albträumen, in denen sie zu ersticken scheinen – eine direkte Spiegelung der Atemaussetzer.

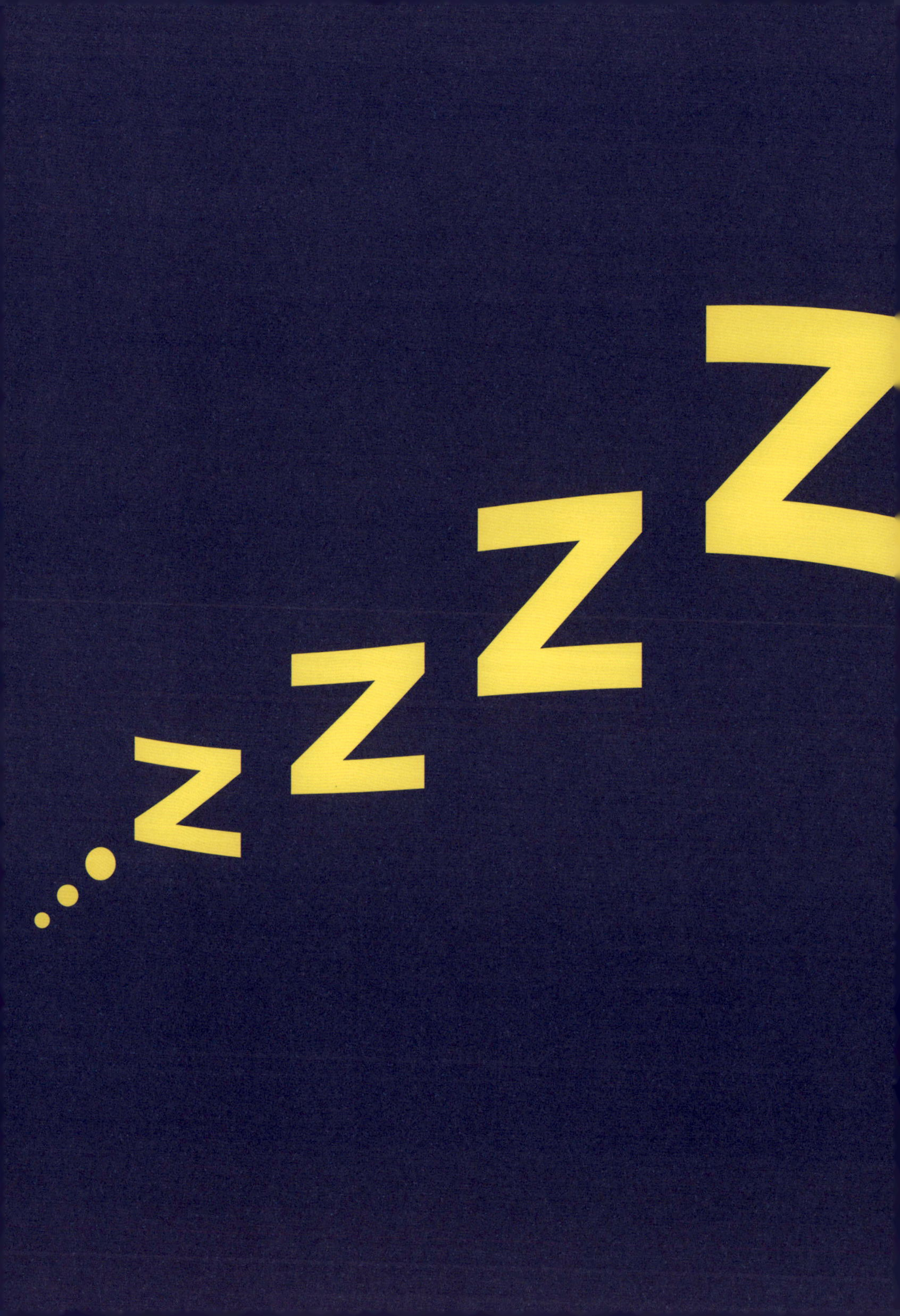
zzzZ

SCHNARCHEN: DIAGNOSE UND THERAPIE

Um etwas gegen das Schnarchen unternehmen zu können, ist es wichtig, zunächst zu klären, um welche Art des Schnarchens es sich handelt. Im folgenden Kapitel lernen Sie, wie Sie das primäre Schnarchen von der Schlafapnoe unterscheiden und wann Schnarchen als Gesundheitsrisiko zu werten ist. Sie erfahren alles über die diagnostischen Wege und Therapiemöglichkeiten und informieren sich, wie medizinische Geräte und Hilfsmittel beim Schnarchstopp helfen können und wann sich welche operativen Möglichkeiten empfehlen.

Primäres Schnarchen oder Schlafapnoe?

Sie wissen nun: Schnarchen ist ein weitverbreitetes Phänomen, das viele Menschen betrifft und von leichten bis hin zu schweren gesundheitlichen Schäden führen kann. Und: Menschen, die regelmäßig stark schnarchen oder andere Symptome einer Schlafapnoe aufweisen, sollten unbedingt ärztliche Hilfe in Anspruch nehmen. Eine frühzeitige Erkennung und Behandlung kann nicht nur die Schlafqualität verbessern, sondern auch langfristige Gesundheitsrisiken verringern. Wenn man den Zusammenhang zwischen Schnarchen und Schlafapnoe ernst nimmt, ist ein wichtiger Schritt zur Verbesserung von Gesundheit und Lebensqualität getan.

Im nächsten Schritt geht es uns also darum, die Merkmale des sogenannten primären Schnarchens von der Schlafapnoe (OSA) mit ihren nächtlichen Atemaussetzern zu unterscheiden, um jeweils die richtigen Maßnahmen zu ergreifen.

Überblick primäres Schnarchen

Beim primären Schnarchen kommt es noch nicht zu einem Atemstillstand, es erhöht sich „nur" die Strömungsgeschwindigkeit der ein- und ausgeatmeten Luft.

Beim primären Schnarchen, auch einfaches Schnarchen genannt, kommt es noch nicht zu einem Atemstillstand. Es erhöht sich durch die Verengung der Atemwege „nur" die Strömungsgeschwindigkeit der ein- und ausgeatmeten Luft. Durch die Verminderung des Luftdrucks im Rachenraum sowie die erschlaffte Muskulatur kommt es zum Flattern der weichen Gewebe des Mund- und Rachenraums im Luftstrom. Dieses leichte Vibrieren erzeugt dann die typischen Schnarchgeräusche (siehe auch Seite 42).

- **Ursachen:** Primäres Schnarchen entsteht, wenn der Luftstrom durch die Atemwege während des Schlafes behindert wird. Ursachen können vergrößerte Mandeln, Polypen, eine verstopfte Nase, eine Fehlstellung des Kiefers oder schlaffes Gewebe im Halsbereich sein.
- **Auswirkungen:** Schnarchen ist nicht nur für den Schnarchenden und „Mithörer" lästig, sondern kann auch zu Schlafmangel

führen. Langfristig kann es Tagesmüdigkeit, Konzentrationsstörungen und auch Beziehungsprobleme zur Folge haben. Starkes Schnarchen kann auf eine obstruktive Schlafapnoe (nächtliche Atemaussetzer) hinweisen, die mit einem erhöhten Risiko für Herz-Kreislauf-Erkrankungen, Bluthochdruck und Diabetes einhergeht.

- **Risikofaktoren:** Risikofaktoren für Schnarchen sind Übergewicht, Alterung (die Muskulatur im Rachenbereich wird schlaffer), Rauchen, Alkoholkonsum vor dem Schlafengehen, Schlafen in Rückenlage und genetische Faktoren wie eine Verengung der Atemwege.
- **Behandlung:** Ein Arztbesuch ist ratsam, wenn das Schnarchen mit Atempausen, starkem nächtlichen Schwitzen, Tagesmüdigkeit, morgendlichen Kopfschmerzen oder Bluthochdruck einhergeht, da dies Anzeichen für eine Schlafapnoe sein können.

Die Diagnose beginnt in der Regel mit der Erhebung der Krankengeschichte und einer körperlichen Untersuchung. Gegebenenfalls ist es nötig, dass Sie ein Schlaflabor besuchen, in dem Ihr Schlaf überwacht und verschiedene Körperfunktionen wie Atmung, Herzfrequenz und Sauerstoffsättigung aufgezeichnet werden. Erste innovative Ansätze wie LunaLab bringen das Schlaflabor auch komplett nach Hause (siehe Anhang). In einem Schlaflabor schläft der Betroffene eine Nacht unter Beobachtung, um Schnarchmuster und mögliche Unterbrechungen der Atmung zu erkennen. Die Behandlung kann je nach Ursache unterschiedlich sein. In manchen Fällen werden Nasensprays (eher selten von Erfolg gekrönt) oder chirurgische Eingriffe empfohlen.

- **Geräte für Mund und Nase:** Zur Behandlung des Schnarchens können verschiedene Geräte eingesetzt werden, z. B. Mundvorrichtungen, die den Unterkiefer nach vorne drücken oder die Zunge stabilisieren, um die Atemwege offen zu halten (Unterkieferprotrusionsschienen, siehe S. 143).

- **Allgemeine Behandlungsmaßnahmen:** Eine Änderung der Lebensgewohnheiten kann Ihnen in vielen Fällen helfen, das Schnarchen zu verringern. Dazu gehören Gewichtsabnahme, regelmäßige körperliche Bewegung, Verzicht auf Alkohol und schwere Mahlzeiten vor dem Schlafengehen, ein Rauchstopp und die Verwendung eines höheren Kopfkissens oder das Schlafen in Seitenlage.

Fazit: Geräte und Hilfsmittel kommen infrage, wenn einfache Maßnahmen nicht helfen und keine schwere Schlafapnoe vorliegt. Eine Operation kann in Betracht gezogen werden, wenn anatomische Probleme wie große Mandeln oder Polypen das Schnarchen verursachen oder wenn eine schwere obstruktive Schlafapnoe vorliegt, die auf andere Behandlungen nicht anspricht.

Die Wahl der Behandlung hängt von Ihrer individuellen Diagnose und Ihren Bedürfnissen ab und sollte immer in Absprache mit einer Ärztin oder einem Schlafmediziner erfolgen.

Überblick Schlafapnoe (OSA)

Schlafapnoe ist eine schwere Schlafstörung, die durch wiederholte Unterbrechungen der Atmung während des Schlafes gekennzeichnet ist.

Schlafapnoe ist im Gegensatz zum primären Schnarchen eine schwere Schlafstörung, die durch wiederholte Unterbrechungen der Atmung während des Schlafes gekennzeichnet ist. Diese Unterbrechungen können zu einer signifikanten Verringerung des Sauerstoffgehalts im Blut führen und haben weitreichende Auswirkungen auf die Gesundheit. Im Folgenden geben wir eine systematische Beschreibung der Schlafapnoe.

- **Ursachen:** Es gibt zwei Hauptformen der Schlafapnoe: die obstruktive Schlafapnoe (OSA), die durch eine physische Blockade der Atemwege verursacht wird, und die zentrale Schlafapnoe (CSA), bei der das Gehirn die Atmung nicht richtig steuert. Sie ist viel seltener und hat nichts mit einer Blockierung der Atemwege zu tun. Bei der OSA kommt es typischerweise zu einem Kollaps des weichen Rachengewebes, wodurch die Atmung behindert oder komplett blockiert wird. (Siehe auch Seite 51.)

- **Auswirkungen:** Schlafapnoe führt zu wiederholten nächtlichen Aufwachreaktionen, die häufig einen fragmentierten, nicht erholsamen Schlaf zur Folge haben. Tagesmüdigkeit, Konzentrationsstörungen, Reizbarkeit und ein erhöhtes Risiko für Verkehrsunfälle sind häufige Folgen. Langfristig ist Schlafapnoe mit einem erhöhten Risiko für Herz-Kreislauf-Erkrankungen, Schlaganfall, Typ-2-Diabetes und sogar vorzeitigem Tod verbunden.

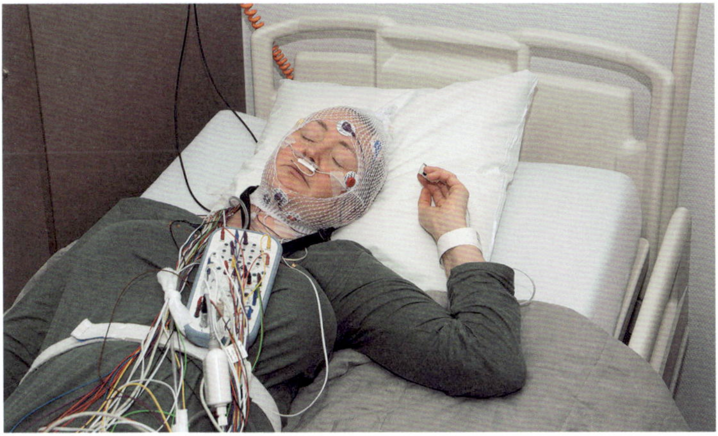

Bei Verdacht auch Schlafapnoe wird eine Polysomnografie durchgeführt. Dabei werden Körperaktivitäten wie Atmung, Herzfrequenz, Gehirnaktivität und Sauerstoffgehalt im Blut gemessen.

- **Risikofaktoren:** Bekannte Risikofaktoren für OSA sind Übergewicht, ein enger oberer Atemweg, eine verstopfte Nase, Rauchen, Alkoholkonsum, Alter (höheres Risiko bei älteren Menschen), männliches Geschlecht und familiäre Veranlagung.
- **Behandlung:** Sie sollten einen Arzt aufsuchen, wenn bei Ihnen Symptome wie lautes und anhaltendes Schnarchen, Atemaussetzer im Schlaf, übermäßige Tagesmüdigkeit, unerklärliche Konzentrationsstörungen, morgendliche Kopfschmerzen oder Bluthochdruck auftreten. Die Diagnose einer Schlafapnoe er-

folgt in der Regel durch eine Übernachtung im Schlaflabor, wo eine sogenannte Polysomnografie durchgeführt wird. Dabei werden verschiedene Körperaktivitäten während des Schlafes aufgezeichnet, darunter Atmung, Herzfrequenz, Gehirnaktivität und Sauerstoffgehalt im Blut.

Die Behandlung hängt vom Schweregrad der Schlafapnoe und der zugrunde liegenden Ursache ab. Die CPAP-Therapie (Continuous Positive Airway Pressure) ist die Standardbehandlung für mittelschwere bis schwere OSA. Sie hält die Atemwege offen, indem kontinuierlich Druckluft über eine Maske zugeführt wird. Weitere Behandlungsmöglichkeiten sind eine Änderung der Lebensgewohnheiten, die Verwendung einer Unterkieferprothese oder ein chirurgischer Eingriff.

- **Geräte und Schlafmaske:** Neben der CPAP-Maske können in leichteren Fällen oder als Behandlungsalternative auch orale Geräte eingesetzt werden, die den Unterkiefer und/oder die Zunge nach vorne halten, um die Atemwege offen zu halten.

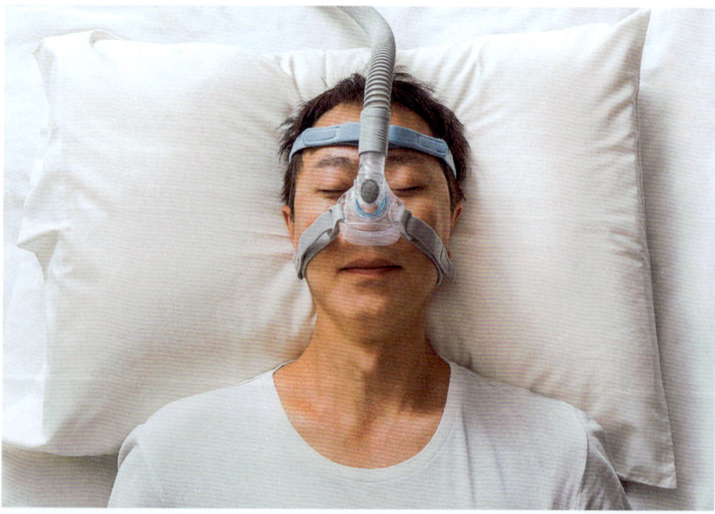

Bei mittlerer bis schwerer Schlafapnoe ist die CPAP-Therapie Standard.

- **Allgemeine Behandlungsmaßnahmen:** Lebensstiländerungen wie Gewichtsreduktion, Verzicht auf Alkohol, Nichtrauchen, regelmäßige Bewegung und Vermeidung der Rückenlage beim Schlafen können die Symptome der Schlafapnoe verbessern.

Fazit: Bei leichter bis mittelschwerer OSA sind Geräte und Hilfsmittel oft die erste Wahl. Bei Versagen dieser Therapien, anatomischen Besonderheiten oder schwerer OSA kann eine Operation in Betracht gezogen werden, um die Atemwege zu erweitern oder obstruktives Gewebe zu entfernen.

Primäres Schnarchen

Gesundheitsrisiken

Schnarchen wird oft als nächtliche Ruhestörung abgetan, kann aber ein Hinweis auf ernsthafte Gesundheitsprobleme sein. Während gelegentliches Schnarchen für viele Menschen normal ist, weist regelmäßiges und lautes Schnarchen auf mögliche Gesundheitsrisiken hin, die weit über die Störung der Nachtruhe hinausgehen.

Chronische Nasenverstopfung

Eine zentrale Rolle bei der Entstehung des Schnarchens spielen chronische Nasenverstopfungen, die verschiedene Ursachen haben können, wie z. B. Allergien, Nasennebenhöhlenentzündungen oder strukturelle Anomalien, etwa eine Verkrümmung der Nasenscheidewand. Diese Erkrankungen führen zu einer Verengung der Atemwege, wodurch der Luftstrom behindert wird und Vibrationen im Rachenraum entstehen – die hörbaren Schnarchgeräusche.

Eine zentrale Rolle bei der Entstehung des Schnarchens spielen chronische Nasenverstopfungen.

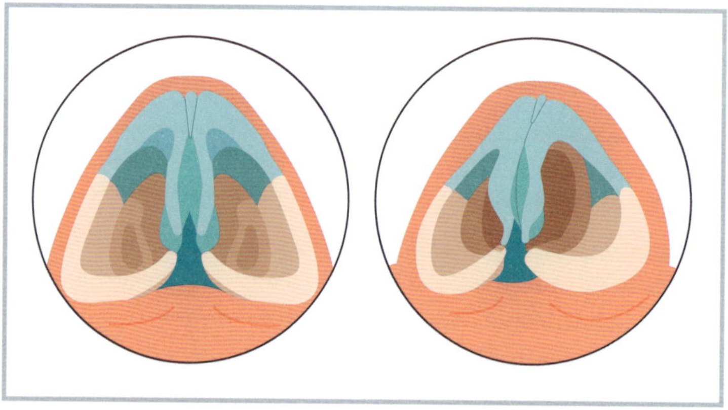

Links normale Nasenscheidenwand, rechts Verkrümmung.

Dieses Schnarchen ist nicht nur ein Atemproblem, sondern kann auch die Schlafqualität beeinträchtigen und zu Müdigkeit und Erschöpfung am nächsten Tag führen. Jedoch bedeutet dies nicht, dass jedem Schnarchenden mit einer Nasenoperation geholfen werden kann. Oftmals hilft dies nicht weiter, da die eigentlichen Schnarchgeräusche durch Vibrationen am Weichgaumen/Zäpfchen oder Zungengrund entstehen und nicht in der Nase.

Übergewicht

Übergewicht ist ein weiterer wichtiger Faktor für das Schnarchen. Fettansammlungen im Halsbereich können den Druck auf die Atemwege erhöhen und den Luftstrom während des Schlafes weiter einschränken. Dieses Problem sollte nicht isoliert betrachtet werden, da es häufig mit einem erhöhten Risiko für schwerwiegende Gesundheitsprobleme wie Herzerkrankungen und Typ-2-Diabetes einhergeht. Es unterstreicht die Bedeutung eines gesunden Lebensstils, einschließlich regelmäßiger körperlicher Aktivität und einer ausgewogenen Ernährung, um das Körpergewicht zu kontrollieren und damit das Schnarchen zu reduzieren.

Herz-Kreislauf-Probleme

Schnarchen kann insbesondere im Hinblick auf seine möglichen Auswirkungen auf das Herz mehr als nur eine nächtliche Störung sein. Obwohl Schnarchen allein nicht unbedingt ein direkter Risikofaktor für Herzerkrankungen ist, gibt es zunehmend Hinweise darauf, dass chronisches, starkes Schnarchen Herz-Kreislauf-Probleme unabhängig von Schlafapnoe beeinflussen kann.

Die Beziehung zwischen Schnarchen und Herzgesundheit ist komplex. Schnarchen entsteht durch Vibrationen im entspannten Gewebe des Rachens, die bei manchen Menschen auf Veränderungen in den Atemwegen zurückzuführen sind. Diese Veränderungen können den Luftstrom behindern und zu Blutdruckschwankungen führen. Über einen längeren Zeitraum kann dies den Druck auf das Herz erhöhen und das Risiko für Bluthochdruck, einen bekannten Risikofaktor für Herzerkrankungen, steigern.

> Schnarchen entsteht durch Vibrationen im entspannten Gewebe des Rachens. Diese Veränderungen können den Luftstrom behindern und zu Blutdruckschwankungen führen.

Stellen Sie sich einen langjährigen Schnarcher vor, der seine Frau jede Nacht durch ein konstantes, tiefes Brummen weckt. Nennen wir ihn Herrn Müller. Herr Müller ist mittleren Alters, etwas übergewichtig und hat eine Vorliebe für fettes Essen und wenig Bewegung. Sein Schnarchen könnte als bloßes Symptom seines Lebensstils abgetan werden. Was Herr Müller jedoch nicht weiß, ist, dass sein Schnarchen sein Risiko für Bluthochdruck erhöht. Bluthochdruck, oft als „stiller Killer" bezeichnet, kann zu Herzinfarkt, Schlaganfall und anderen Herz-Kreislauf-Erkrankungen führen. Bei jedem Atemzug, den Herr Müller während des Schnarchens macht, kann der unregelmäßige Luftstrom und der dadurch entstehende Druck in den Atemwegen seinen nächtlichen Blutdruck erhöhen. Mit der Zeit kann dies zu einem anhaltenden Bluthochdruck führen, selbst wenn er nicht schnarcht.

Gestörter Schlaf

Schlafmangel und schlechte Schlafqualität werden mit einem erhöhten Risiko für Herzerkrankungen in Verbindung gebracht.

Darüber hinaus kann Schnarchen den eigenen Schlaf stören und zu Schlafunterbrechungen führen. Schlafmangel und eine schlechte Schlafqualität werden auch mit einem erhöhten Risiko für Herzerkrankungen in Verbindung gebracht. Sie können zu hormonellen Ungleichgewichten und einer erhöhten Entzündungsneigung im Körper führen, was wiederum das Herz-Kreislauf-System belastet. Insgesamt deuten diese Befunde darauf hin, dass regelmäßiges starkes Schnarchen als potenzieller Risikofaktor für Herz-Kreislauf-Probleme angesehen werden sollte. Dies bedeutet jedoch nicht, dass jeder Schnarchende ein hohes Risiko für Herzerkrankungen hat. Das Ausmaß des Schnarchens, der allgemeine Gesundheitszustand, der Lebensstil und andere individuelle Faktoren spielen ebenfalls eine Rolle.

Rauchen, Alkohol und Medikamente

Lebensstilfaktoren wie Rauchen, Alkoholkonsum und bestimmte Medikamente tragen ebenfalls zum Schnarchen bei. Diese Substanzen können die Muskeln der Atemwege entspannen, was zu einer weiteren Verengung der Atemwege und damit zum Schnarchen führt. Der Einfluss von Alkohol ist besonders bemerkenswert, da er nicht nur die Muskeln entspannt, sondern auch den Schlafzyklus stört, was zu einer verminderten Schlafqualität führt.

Alter

Mit zunehmendem Alter verliert unser Körper an Muskeltonus, auch in den Atemwegen, was zu einer erhöhten Neigung zum Schnarchen führt. Dies geht häufig mit anderen altersbedingten Veränderungen einher, z. B. einer Abnahme der Lungenkapazität und Veränderungen des Schlafmusters, die sich ebenfalls auf das Schnarchen auswirken können.

Stress und zu wenig Schlaf

Ein weiterer Aspekt, der oft übersehen wird, ist die Rolle von Stress und unzureichendem Schlaf. Ein stressiger Lebensstil kann die Schlafqualität beeinträchtigen und zu unregelmäßigen Schlafmustern führen, die wiederum das Schnarchen verstärken können. Daher ist es wichtig, dass Sie für sich wirksame Strategien zur Stressbewältigung entwickeln und eine Routine etablieren, die einen ruhigen und erholsamen Schlaf fördert.

Schnarchen sollte nicht einfach als Belästigung abgetan werden, sondern als potenzielles Warnsignal für gesundheitliche Probleme. Menschen, die regelmäßig und laut schnarchen, sollten ärztlichen Rat einholen, um ernsthafte gesundheitliche Probleme auszuschließen oder entsprechend zu behandeln. Durch eine Kombination von Änderungen der Lebensgewohnheiten, ärztlicher Beratung und manchmal einer speziellen Behandlung kann das Schnarchen oft erfolgreich reduziert werden, was zu einer Verbesserung der Gesundheit und der Lebensqualität führt.

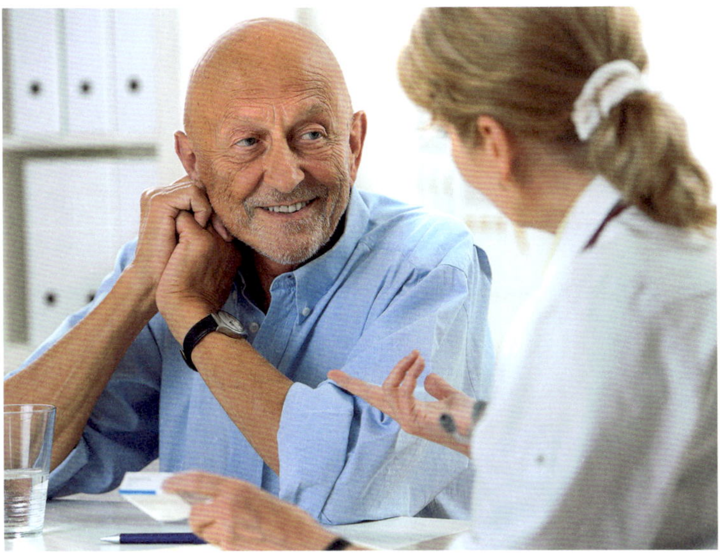

Wer regelmäßig und laut schnarcht, sollte ärztlichen Rat einholen, um ernsthafte gesundheitliche Probleme auszuschließen oder entsprechend zu behandeln.

Primäres Schnarchen

GESUNDHEITSRISIKO	BESCHREIBUNG	MÖGLICHE FOLGEN
Chronische Nasenverstopfung	Verengung der Atemwege durch z. B. Allergien, Nasennebenhöhlenentzündungen oder Verkrümmung der Nasenscheidewand	beeinträchtigte Schlafqualität, Müdigkeit, Erschöpfung
Übergewicht	erhöhter Druck durch Fettansammlungen im Halsbereich	Herzerkrankungen und Typ-2-Diabetes
Herz-Kreislauf-Probleme	erhöhter Blutdruck und Herzbelastung	Bluthochdruck (Risikofaktor für Herzerkrankungen)
Gestörter Schlaf	Schlafunterbrechungen, Schlafmangel und schlechte Schlafqualität	hormonelle Ungleichgewichte und erhöhte Entzündungsneigung, die das Herz-Kreislauf-System belasten
Rauchen, Alkohol, Medikamente	Entspannung der Atemwegsmuskeln, Störung des Schlafzyklus besonders durch Alkohol	weitere Verengung der Atemwege, gestörter Schlafzyklus, verminderte Schlafqualität
Alter	Abnahme der Lungenkapazität und Veränderungen des Schlafmusters	Verlust von Muskeltonus auch im Halsbereich
Stress und zu wenig Schlaf	Lebensstil ohne Erholung und ausreichenden Schlaf	beeinträchtigte Schlafqualität und unregelmäßige Schlafmuster

Diagnose

Die Diagnose des primären Schnarchens zielt darauf ab, die Lebensqualität des Betroffenen durch eine geeignete Behandlung zu verbessern. Diese kann Verhaltensanpassungen, den Einsatz von verschiedenen Hilfsmitteln oder aber auch chirurgische Eingriffe umfassen. Wichtig ist dabei die Betreuung durch Fachpersonal, um nicht nur die Symptome zu lindern, sondern auch mögliche langfristige Gesundheitsrisiken zu minimieren.

Anamnese und Selbsttests

Bei der Diagnose des primären Schnarchens geht es erst einmal darum, das Schnarchen von anderen, möglicherweise schwerwiegenderen, Schlafstörungen wie der Schlafapnoe abzugrenzen und die Lebensqualität des Betroffenen durch eine geeignete Behandlung zu verbessern. Die Untersuchung beginnt häufig mit einer ausführlichen Anamnese. Dabei werden Sie zu Ihren Schnarchgewohnheiten befragt, um Muster, Lautstärke und Häufigkeit des Schnarchens zu erfassen. Wichtig sind auch Fragen zum allgemeinen Gesundheitszustand und zu bestehenden Erkrankungen, die das Schnarchen beeinflussen können, wie zum Beispiel Allergien oder eine verstopfte Nase.

> Bei der Diagnose des primären Schnarchens geht es erst einmal darum, das Schnarchen von anderen, möglicherweise schwerwiegenderen, Schlafstörungen abzugrenzen.

Neben diesen klassischen Diagnosemethoden haben sich in den letzten Jahren auch digitale Hilfsmittel wie Schnarch-Apps etabliert. Eine davon ist zum Beispiel die App Snorefox. Diese Apps nutzen das Mikrofon des Smartphones, um Schnarchgeräusche aufzunehmen und zu analysieren. So können Sie Muster im Schnarchen erkennen, die Hinweise auf die Schwere des Problems geben. Sie ersetzen zwar keine komplette ärztliche Diagnose, können aber wertvolle Vorinformationen und Screeninginformationen liefern und das Bewusstsein für das eigene Schnarchen schärfen.

Auch einfachere Methoden wie das Führen eines Schlaftagebuches oder die Überwachung der Sauerstoffsättigung mittels Pulsoxymetrie zu Hause können in manchen Fällen nützliche Hinweise liefern.

Physikalische Untersuchung

Eine körperliche Untersuchung, insbesondere des Hals-, Nasen- und Ohrenbereichs, hilft dabei, anatomische Ursachen des Schnarchens wie vergrößerte Mandeln, Nasenpolypen oder eine verkrümmte Nasenscheidewand zu erkennen. Auch wird der Arzt Ihren Körperbau anschauen bzw. untersuchen, da Übergewicht und bestimmte Kieferstrukturen das Schnarchrisiko erhöhen können.

Polygrafie oder Polysomnografie (PSG)

Zur weiteren Abklärung und der Frage, ob das Schnarchen mit Atemaussetzern verbunden ist oder nicht, kann auch eine ambulante Polygrafie (kleine Schlafaufzeichnung zu Hause) oder sogar Polysomnografie (PSG, siehe auch Seite 69) im Schlaflabor notwendig sein, bei der verschiedene Körperfunktionen während des Schlafes aufgezeichnet werden. Dies ist jedoch in der Regel nur dann notwendig, wenn der Verdacht auf eine schwerwiegendere Schlafstörung besteht.

Therapie

Dank des medizinischen Fortschritts und technologischer Innovationen gibt es mittlerweile eine Reihe von Behandlungsmethoden. Diese reichen von einfachen Hilfsmitteln bis hin zu fortschrittlichen Geräten oder sogar Operationen.

Nasale Hilfsmittel

Nasale Hilfsmittel sind einfache, aber oft effektive Werkzeuge im Kampf gegen das Schnarchen.

Nasale Hilfsmittel sind einfache, aber in manchen Fällen effektive Werkzeuge im Kampf gegen das Schnarchen. Insbesondere wenn Probleme im Naseneingang die Ursache sind, können diese Hilfsmittel die Nasenatmung erleichtern und das Schnarchen reduzieren oder verhindern. Jedoch helfen diese Mittel nicht jedem Schnarchenden. Probieren Sie sie am besten einfach aus und wägen dann individuell ab, ob diese Therapie für Sie infrage kommt oder nicht.

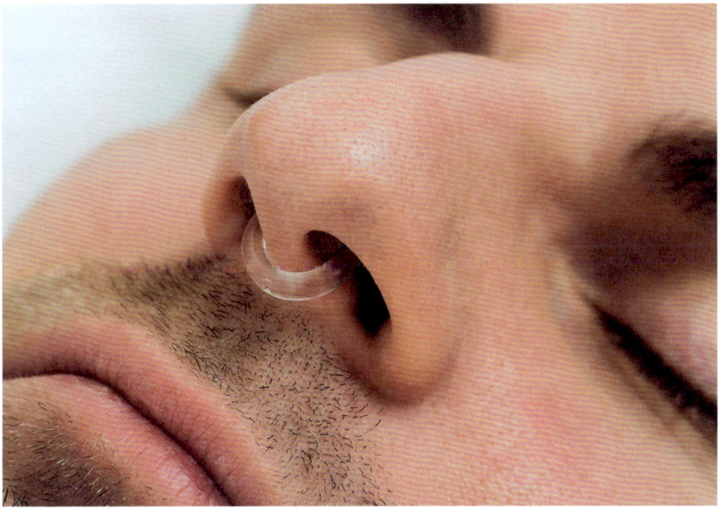

Nasenspreizer werden direkt in die Nasenlöcher gesetzt.

Die Grundidee hinter nasalen Hilfsmitteln ist ganz einfach: Sie erweitern die Nasengänge und erleichtern so den Luftstrom durch die Nase. Das kann besonders hilfreich sein, wenn das Schnarchen durch eine Verengung der Nasenwege verursacht wird, sodass in der Nacht auf eine Mundatmung ausgewichen wird. Gründe dafür können Allergien, Erkältungen oder strukturellen Problemen wie einer verkrümmten Nasenscheidewand sein. Zu den gängigen Hilfsmitteln für die Nase zählen Nasenstreifen und Nasenspreizer:

- **Nasenstreifen:** Das sind kleine Streifen, die von außen auf die Nase geklebt werden. Sie wirken, indem sie die Seiten der Nase sanft nach oben und außen ziehen, was die Nasengänge öffnet und den Luftstrom verbessert. Sie funktionieren am besten bei leichtem Schnarchen und können eine schnelle und einfache Lösung für Menschen sein, die vor allem in Rückenlage schnarchen.
- **Nasenspreizer:** Diese werden direkt in die Nasenlöcher eingesetzt und wirken, indem sie die Nasengänge von innen erweitern. Es gibt sie in verschiedenen Größen und Materialien, von

weichen Silikon-Dilatatoren bis hin zu härteren Kunststoffversionen. Sie können besonders nützlich sein, wenn das Schnarchen durch Verengungen innerhalb der Nasengänge verursacht wird.

Diese Hilfsmittel können Sie online oder in Drogeriemärkten kaufen. Sie sind eine kostengünstige erste Maßnahme für Menschen, die unter Schnarchen leiden. Außerdem sind sie leicht anzuwenden und haben in der Regel keine Nebenwirkungen. Allerdings sind sie nicht für jeden geeignet und nicht immer wirksam, insbesondere bei schwerem Schnarchen oder Schnarchen, das durch andere Faktoren als die Nasenwege verursacht wird.

Zahnärztliche Hilfsmittel

In der zahnärztlichen Praxis kommen spezielle orale Apparaturen zum Einsatz, die zur Behandlung von primärem Schnarchen sowie obstruktiver Schlafapnoe (OSA) entwickelt wurden. Die Entwicklung solcher therapeutischen Apparaturen begann im Jahr 1982 mit der Vorstellung eines Geräts für den Mundraum, das speziell zur Behandlung von OSA dient. Die Wirksamkeit dieser Geräte wurde durch spätere Studien untermauert, die zeigten, dass bestimmte Apparaturen die Atemwege während des Schlafes offen halten können.

Es gibt eine breite Palette an intraoralen Geräten zur Behandlung, die verschiedene Wirkungsmechanismen aufweisen. Für das primäre Schnarchen kommen infrage:

- Unterkieferprotrusionsschienen (UKPS)
- Gaumensegelheber

Unterkieferprotrusionsschienen

Unterkieferprotrusionsschienen (UKPS) sind eine fortgeschrittene Kategorie dieser Geräte. Sie funktionieren, indem sie den Unterkiefer in einer leicht vorgeschobenen Position (Protrusion) halten, was die Verengung der Atemwege durch die Entspannung des Gaumensegels und der Zunge im Schlaf verhindert. Dieses Vorschieben des Unterkiefers und das damit verbundene leichte Offenhalten des Bisses verhindern das Zurückfallen des Gaumensegels und der Zunge in den Rachenraum, was sonst zu einer Verengung der Atemwege führen würde. Darüber hinaus wird durch diese Verlagerung des Unterkiefers der Muskeltonus in den angrenzenden Muskeln erhöht und eine mechanische Erweiterung des Rachens erzielt. Diese Effekte tragen dazu bei, sowohl Apnoen als auch Schnarchen zu reduzieren, indem sie die Atemwege während des Schlafes offen halten. UKPS können entweder als Monoblocks oder als Zweischienensysteme ausgeführt sein:

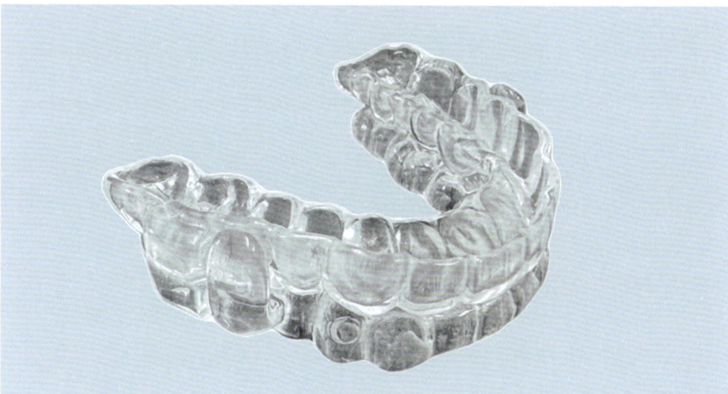

Zweischienensystem, mit dem der Unterkiefer in einer leicht vorgeschobenen Position gehalten wird.

- Monoblocks fixieren den Unterkiefer starr zum Oberkiefer, was jedoch bei vielen Menschen die natürlichen Unterkieferbewegungen im Schlaf einschränken und zu Muskel- sowie Kiefergelenkschmerzen führen kann. Daher empfehlen wir Ihnen, sie nur vorübergehend einzusetzen.
- Zweischienensysteme sind flexibler, da sie über verstellbare Verbindungselemente verfügen, die eine Anpassung der Protrusionsstellung erleichtern. Diese Systeme ermöglichen es, die

Zweischienensysteme sind flexibler, da sie über verstellbare Verbindungselemente verfügen und leichter angepasst werden können.

Schienen nach Ihren individuellen Bedürfnissen einzustellen und die natürlichen Bewegungen des Unterkiefers während des Schlafes zu unterstützen. Die Verbindungselemente in den Zweischienensystemen können unterschiedlich konzipiert sein. Die Wahl des geeigneten Verbindungselements hängt von verschiedenen Faktoren ab, wie der individuellen Anatomie und den spezifischen Anforderungen an die Protrusionseinstellung.

Selbsttest: Schnarch-Stopp mit Unterkieferprotrusionsschiene

Möchten Sie herausfinden, ob eine Unterkieferprotrusionsschiene Ihnen gegen das Schnarchen helfen könnte? Versuchen Sie Folgendes:

- Legen Sie sich auf den Rücken und entspannen Sie sich.
- Öffnen Sie den Mund leicht und versuchen Sie zu schnarchen.
- Sollten Sie schnarchen können, schieben Sie dann Ihren Unterkiefer sanft nach vorne, bis Ihre oberen und unteren Schneidezähne auf gleicher Höhe sind.
- Achten Sie darauf, wie sich Ihre Atmung verändert. Die meisten Menschen stellen fest, dass sie auf diese Weise mehr Luft bekommen und das Schnarchen entweder ganz aufhört oder zumindest leiser wird.

Wenn Sie eine Verbesserung bemerken, könnten Sie ein idealer Kandidat für eine erfolgreiche Behandlung mit einer Unterkieferprotrusionsschiene sein!

Was Sie bei Unterkieferprotrusionsschienen beachten sollten:

- Anpassung und der Einsatz von UKPS sollten Sie von Experten aus den Bereichen der Zahnmedizin und Schlafmedizin vornehmen lassen.
- Die Wirksamkeit sollten Sie regelmäßig von qualifizierten Schlafmedizinern überprüfen lassen.

- In Fällen, in denen eine CPAP-Therapie nicht möglich ist, können UKPS auch für Menschen mit Übergewicht oder einem höheren Apnoe-Hypopnoe-Index in Betracht gezogen werden. Der Index bezeichnet die durchschnittliche Anzahl von Apnoe- und Hypopnoe- (Verminderung des Atemflusses)-Episoden pro Stunde Schlaf. Er ist ein Hinweis auf die Schwere einer „schlafbezogenen Atmungsstörung" und wird auch bei der Kontrolle von Therapieerfolgen verwendet.
- Die UKPS sollten maßgeschneidert und auf beide Kiefer (bimaxillär) abgestimmt sein sowie die Möglichkeit bieten, die Vorverlagerung des Unterkiefers präzise in Millimeterschritten anzupassen. Vorgefertigte Schienen oder solche, die nach dem Boil-and-Bite-Verfahren hergestellt werden, also nach einer Kieferabformung, sind deutlich weniger wirksam.
- Die Schiene muss einen sicheren Halt bieten und einfach zu positionieren sein. Die optimale therapeutische Position muss individuell bestimmt werden, wobei eine Vorverlagerung des Unterkiefers um mindestens 50 % des maximal möglichen Bereichs angestrebt wird.

Gaumensegelheber

Gaumensegelheber nutzen den Mechanismus, Vibrationen des Gaumens zu reduzieren, indem sowohl der weiche Gaumen als auch das Zäpfchen angehoben werden. Trotzdem gibt es nur begrenzte wissenschaftliche Belege für ihre Wirksamkeit. In einer klinischen Studie wurde festgestellt, dass Gaumensegelheber bei einem Großteil der Betroffenen nicht effektiv gegen Schnarchen waren. In dieser Studie wurden Schnarchende mit verschiedenen Geräten, darunter einem Aktivator, einem Gaumensegelheber und einem Mundschutzstück, behandelt. Die Ergebnisse zeigten, dass der Aktivator in den meisten Fällen eine Reduktion des Schnarchens bewirkte, während der Gaumensegelheber und das Mundschutzstück weniger effektiv waren.

> Unterkieferprotrusionsschienen (UKPS) haben sich als die bevorzugte Methode etabliert und gelten heutzutage als Standard.

Schlafapnoe (OSA)

Schnarchen ist oft die hörbare und erste Warnung einer möglichen obstruktiven Schlafapnoe (OSA), bei der es während des Schlafes zu wiederholten Unterbrechungen der Atmung kommt. Diese Atmungsstillstände, auch bekannt als Apnoen, treten auf, wenn die Muskeln im Halsbereich erschlaffen und dadurch die Atemwege vorübergehend verschließen. Dies verhindert den normalen Luftstrom und kann zu einem Sauerstoffdefizit im Blut führen. Die Folge sind kurzzeitige Aufwachreaktionen – sogenannte Arousals –, die den Schlafzyklus stören, jedoch meist unbemerkt bleiben.

Lautes und regelmäßiges Schnarchen ist ein häufiges Symptom einer Schlafapnoe.

Nicht jedes Schnarchen weist auf OSA hin, anhaltend lautes und regelmäßiges Schnarchen ist jedoch ein häufiges Symptom und sollte als ein möglicher Hinweis auf diese ernsthafte Erkrankung nicht ignoriert werden. Es ist ein sogenannter klinischer Marker, der eine weitergehende Untersuchung und gegebenenfalls eine Behandlung durch medizinische Fachkräfte motivieren sollte, um die Gesundheit und das Wohlbefinden der Betroffenen zu schützen und zu fördern.

Gesundheitsrisiken

Wir können nicht oft genug wiederholen: Die obstruktive Schlafapnoe ist nicht nur ein Störfaktor für erholsamen Schlaf, sondern auch ein ernst zu nehmender Risikofaktor für diverse gesundheitliche Probleme. Die Erkrankung ist durch wiederholte Atemstillstände während des Schlafes gekennzeichnet, die zu einem Sauerstoffmangel im Blut und zu einer fragmentierten Schlafstruktur führen. Diese Unterbrechungen, die vom Schnarchenden oft unbemerkt bleiben, setzen den Körper einer erheblichen Stressreaktion aus und können zu einer Reihe von Langzeitgesundheitsrisiken beitragen.

Herz-Kreislauf-Erkrankungen

Eines der besorgniserregendsten Risiken, die mit Schlafapnoe in Verbindung stehen, sind Herz-Kreislauf-Erkrankungen. Die nächtlichen Atemaussetzer führen zu einem Sauerstoffmangel und zu einem erhöhten Blutdruck im Schlaf. Der Körper reagiert auf den Sauerstoffmangel mit einer Steigerung der Herzfrequenz, was das Herz übermäßig beansprucht. Langfristig kann dies zu Bluthochdruck, Herzrhythmusstörungen, Herzinfarkt und Schlaganfall führen.

Die nächtlichen Atemaussetzer führen zu einem Sauerstoffmangel und zu einem erhöhten Blutdruck im Schlaf.

Stoffwechselstörungen

Ein weiteres Risiko von Schlafapnoe ist die Entwicklung von Stoffwechselstörungen wie Typ-2-Diabetes. Die mit der Apnoe einhergehende Sauerstoffunterversorgung und der gestörte Schlaf können zu einer Insulinresistenz beitragen, was den Blutzuckerspiegel erhöht und das Risiko für Diabetes mellitus Typ 2 steigert.

Psychische Gesundheit

Die Erkrankung kann auch psychische Folgen haben. Die chronische Schlafstörung führt häufig zu Tagesmüdigkeit, die Konzentration und Gedächtnis beeinträchtigt. Darüber hinaus kann der gestörte Schlaf zu Stimmungsschwankungen, Angstzuständen und Depressionen beitragen.

Lebensqualität und Alltag

Schlafapnoe beeinträchtigt nicht nur die körperliche Gesundheit, sondern auch die allgemeine Lebensqualität. Die Betroffenen leiden unter erhöhter Tagesmüdigkeit, was die Ausführung alltäglicher Aufgaben und beruflicher Tätigkeiten erschwert und das Risiko für Unfälle erhöht, insbesondere beim Führen von Fahrzeugen.

Schlafapnoe (OSA)

GESUNDHEITSRISIKO	BESCHREIBUNG	MÖGLICHE FOLGEN
Herz-Kreislauf-Erkrankungen	erhöhter Blutdruck und Herzbelastung durch nächtliche Atemaussetzer	Hypertonie, Herzrhythmusstörungen, Herzinfarkt, Schlaganfall
Stoffwechselstörungen	gestörter Glukosestoffwechsel und Insulinresistenz durch intermittierenden Sauerstoffmangel	Typ-2-Diabetes, Gewichtszunahme
Psychische Gesundheit	Beeinträchtigung von Stimmung und Kognition durch Schlafmangel und Sauerstoffunterversorgung	Depressionen, Angststörungen, Gedächtnisstörungen
Lebensqualität und Alltag	Beeinträchtigung des sozialen und beruflichen Lebens durch erhöhte Tagesmüdigkeit	Unfälle, verminderte Arbeitsleistung, soziale Isolation

Sekundenschlaf als Hauptursache von Verkehrsunfällen

Vor allem im Zusammenhang mit Verkehrssicherheit stellt der Sekundenschlaf eine gravierende Gefahr dar. Als Sekundenschlaf bezeichnet man das unwillkürliche Einnicken für eine sehr kurze Zeitspanne, oft nur wenige Sekunden. Diese kurzen Momente der Bewusstlosigkeit am Steuer sind eine der Hauptursachen für Verkehrsunfälle, insbesondere auf Autobahnen und bei Langstreckenfahrten.

Checkliste: Leiden Sie unter einer Schlafapnoe?

Wenn Sie sich nicht sicher sind, ob Sie nicht „nur“ schnarchen, sondern eventuell unter einer Schlafapnoe leiden, machen Sie den folgenden Selbsttest, um zu entscheiden, ob ein Arztbesuch notwendig ist. Stellen Sie mehrere der folgenden Symptome bei sich fest, ist es ratsam, einen Arzt aufzusuchen.

	JA	NEIN
Schnarchen: Lautes und regelmäßiges Schnarchen ist eines der auffälligsten Anzeichen für Schlafapnoe. Ist das bei Ihnen der Fall?	☐	☐
Atemaussetzer: Lassen Sie von Ihrem Schlafpartner beobachten, ob Sie während des Schlafes Atemaussetzer haben. Haben Sie Atemstillstände von mehr als zehn Sekunden, gefolgt von Keuchen, Schnappen nach Luft oder vollständigem Aufwachen, um wieder atmen zu können?	☐	☐
Nächtliches Aufwachen mit Atemnot: Erwachen Sie plötzlich mit einem Gefühl der Atemnot?	☐	☐
Nächtliches Schwitzen: Schwitzen Sie übermäßig, während Sie schlafen?	☐	☐
Übermäßige Tagesmüdigkeit: Fühlen Sie sich trotz ausreichender Schlafdauer tagsüber oft müde oder schläfrig?	☐	☐
Morgendliche Kopfschmerzen: Wachen Sie oft mit Kopfschmerzen auf?	☐	☐
Aufwachen mit einem trockenen Mund oder Halsschmerzen: Dies kann ein Hinweis auf nächtliches Mundatmen aufgrund von Atemwegsblockaden sein. Haben Sie morgens trockene Schleimhäute oder Halsschmerzen?	☐	☐
Konzentrationsschwierigkeiten: Haben Sie Probleme, sich tagsüber zu konzentrieren oder leiden Sie unter Gedächtnisproblemen?	☐	☐
Reizbarkeit oder Stimmungsschwankungen: Bemerken Sie eine Veränderung Ihrer Stimmung oder erhöhte Reizbarkeit?	☐	☐
Gewichtszunahme oder Übergewicht: Sind Sie übergewichtig?	☐	☐
Erhöhter Bluthochdruck: Die OSA kann mit einem größeren Risiko für Bluthochdruck und andere Herz-Kreislauf-Erkrankungen einhergehen. Ist Ihr Blutdruck erhöht?	☐	☐

Diagnose

Anamnese und Symptomerfassung

Die Diagnose beginnt in der Regel mit einer detaillierten Anamnese und Symptomerfassung: Betroffene berichten oft über lautes und chronisches Schnarchen, Atemaussetzer, die von Schlafpartnern beobachtet werden, übermäßige Tagesmüdigkeit, morgendliche Kopfschmerzen, Konzentrationsprobleme oder einen bestehenden Bluthochdruck.

Physikalische Untersuchung

Eine physikalische Untersuchung kann anatomische Risikofaktoren für OSA identifizieren, wie beispielsweise eine vergrößerte Zunge, vergrößerte Mandeln (Tonsillen) oder eine verengte Nasenpassage.

Polysomnografie (PSG)

Die Standarddiagnosemethode ist die Polysomnografie siehe auch Seite 79). Dabei handelt es sich um eine Übernachtstudie, die in einem Schlaflabor durchgeführt wird. Dabei werden verschiedene Körperfunktionen während des Schlafes aufgezeichnet, wie Gehirnaktivität (EEG), Augenbewegungen (EOG), Muskelaktivität (EMG), Herzrhythmus (EKG), Sauerstoffsättigung im Blut, Atembewegungen und Luftfluss.

Heimbasierte Schlafstudien

Alternativ können Schlafstudien, die Sie zu Hause durchführen, für eine vorläufige Beurteilung eingesetzt werden, wenn eine vollständige PSG nicht möglich ist. Diese sind jedoch weniger umfassend, da sie weniger physiologische Parameter messen.

Klassifikation des Schweregrads

Nachdem die Diagnose gestellt wurde, wird der Schweregrad der Schlafapnoe bestimmt. Dies geschieht meistens mithilfe des Apnoe-Hypopnoe-Index (AHI), der die Anzahl der Atemaussetzer und die Anzahl der flachen Atemzüge pro Stunde Schlaf zählt. Zusätzlich kann der Sauerstoffentsättigungsindex (ODI) verwendet werden, der die Häufigkeit des Abfallens der Blutsauerstoffsättigung misst.

SCHWEREGRAD	AHI PRO STUNDE SCHLAF	TYPISCHE SYMPTOME UND BEFUNDE
leicht	5–14	keine/milde Tagesmüdigkeit, Schnarchen
mittel	15–29	übermäßige Tagesmüdigkeit, kognitive Beeinträchtigungen, eventuell bestehende Hypertonie
schwer	30 und höher	schwere Tagesmüdigkeit, Herz-Kreislauf-Komplikationen, hohe Risiken für Bluthochdruck und andere Gesundheitsprobleme

Selbsttests

Mittlerweile kann man das eigene Schnarchverhalten auch mit einfachen Screening-Tools in Form von Apps (z. B. Snorefox) auf dem eigenen Smartphone testen und feststellen, ob man unter einer Schlafapnoe leidet oder nicht.

Das eigene Schnarchverhalten kann auch mit einfachen Screening-Tools in Form von Apps getestet werden.

Die Firma LunaLab (www.lunalab.de) bringt das Schlaflabor sozusagen direkt zu Ihnen nach Hause. LunaLab ist ein digitales, mobiles Schlaflabor, mit dem Schlafuntersuchungen bequem daheim durchgeführt werden können. Dies geschieht mithilfe eines kleinen, tragbaren Messgeräts, das wie eine Uhr am Handgelenk getragen wird und über einen zusätzlichen Messaufsatz am Finger verfügt. Mit diesem Gerät werden verschiedene Schlafparameter wie Bewegung, Schlafposition, Schlafdauer, Atmung, Schnarchintensität, Gefäßtonus, Erregung des Nervensystems, Herzfrequenz und Sauerstoffsättigung des Blutes überwacht.

Die Vorteile liegen vor allem darin, dass Sie zu Hause schlafen können, zeitlich flexibel sind und individuell beraten werden. Sie erhalten innerhalb weniger Tage einen Termin und können die Schlafanalyse im eigenen Bett durchführen. Nach der Auswertung der Daten wird ihr ganz persönlicher Therapieplan entwickelt.

Schlafapnoe ohne Schnarchen: Die „stille Schlafapnoe“

Obwohl Schnarchen oft als ein Leitsymptom der Schlafapnoe angesehen wird, gibt es Menschen, die an dieser Schlafstörung leiden, ohne die typischen schnarchenden Geräusche zu produzieren. Diese Ausnahme von der Regel kann die Diagnose von Schlafapnoe erschweren, da Schnarchen für viele Ärzte ein wichtiger Hinweis für die Notwendigkeit einer Schlafstudie ist.

Die „stille Schlafapnoe“ ist ein Phänomen, das bei nur sehr wenigen Betroffenen beobachtet wird. Es kommt während des Schlafes zu den charakteristischen Atemstillständen und -reduktionen, jedoch ohne die lärmenden Vibrationen des entspannten Gewebes im Rachenbereich. Dies kann auf unterschiedliche anatomische oder physiologische Bedingungen zurückzuführen sein.

Das Fehlen von Schnarchen kann dazu führen, dass die Schlafapnoe bei diesen Personen unerkannt und somit unbehandelt bleibt. Die Diagnose in solchen Fällen stützt sich stärker auf andere Symptome wie unerklärliche Tagesmüdigkeit, morgendliche Kopfschmerzen, nächtliches Erwachen mit Erstickungsgefühlen oder kognitive Beeinträchtigungen. Es ist daher wichtig, dass sowohl Betroffene als auch Ärzte ein Bewusstsein für die Möglichkeit von Schlafapnoe ohne Schnarchen haben.

Therapie

Ist die Diagnose einer Schlafapnoe gestellt, ist es entscheidend, dass Sie die richtige Therapie finden. Diese hängt vom Schweregrad der Erkrankung und vom individuellen Schlafverhalten und den Vorlieben des Betroffenen ab.

Konservative Maßnahmen

- **Lebensstiländerung:** An erster Stelle steht die Änderung der Lebensweise. Zu den Lebensstiländerungen gehören Gewichtsreduktion, Vermeidung von Alkohol und Rauchen sowie die Einhaltung eines regelmäßigen Schlafplans. In vielen Fällen reicht dies jedoch nicht aus, sodass der Einsatz von weiteren konservativen Maßnahmen notwendig ist.

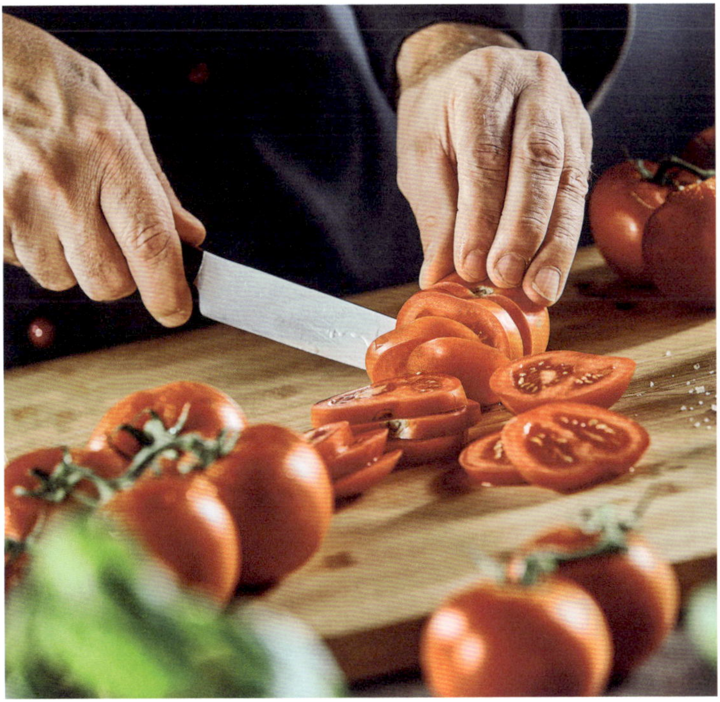

Eine gesunder Lebensstil ist Ihr erster wichtiger Schritt in eine schnarchfreie Zukunft.

- **CPAP-Therapie:** Eine der häufigsten Therapien ist dabei die CPAP-Therapie (Continuous Positive Airway Pressure). Dabei trägt der Betroffene während des Schlafes eine Maske, die mit einem kleinen Gerät verbunden ist. Dieses Gerät erzeugt einen kontinuierlichen Luftstrom, der in die Atemwege geleitet wird. Der konstante Luftdruck hält die Atemwege offen, verhindert Atemaussetzer und verbessert so die Atmung während des Schlafes. Diese Therapie kann zu einer erheblichen Verbesserung der Schlafqualität führen und verringert die Risiken, die mit der Schlafapnoe verbunden sind.

Unterkieferprotrusionsschienen gelten heutzutage als der Standard in der Behandlung der Schlafapnoe.

- **Unterkieferprotrusionsschienen (UKPS):** Als weitere Option kommen Unterkieferprotrusionsschienen zum Einsatz (siehe auch S. 80). Diese werden durch schlafmedizinisch ausgebildete Zahnärzte angefertigt. Diese Schiene wird nachts getragen und hält, wie Sie schon gelesen haben, den Unterkiefer in einer vorgeschobenen Position, um zu verhindern, dass die Zunge und Weichteile im Rachen während des Schlafes die Atemwege blockieren. Aktuelle Leitlinien empfehlen UKPS bei leichter bis mittelschwerer Schlafapnoe und für Menschen, die die CPAP-Therapie nicht vertragen.

UKPS werden individuell angepasst. Schienen, die Sie im Handel kaufen können und selbst anpassen, sind oftmals von ihrem Wirkungsgrad nicht ausreichend. UKPS haben sich als die bevorzugte Methode etabliert und gelten heutzutage als der Standard in der Behandlung der OSA. Die Wirksamkeit und möglichen Nebenwirkungen von UKPS sind umfangreich erforscht.

- **Zungentrainer** haben sich ebenfalls in der Behandlung der obstruktiven Schlafapnoe (OSA) in manchen Fällen als wirkungsvoll erwiesen, insbesondere das Tongue Retaining Device (TRD) und das Tongue-Stabilizing-Device (TSD). Das TRD ist ein individuell angepasstes, nicht-invasives Gerät, das die Zunge mittels Sog nach vorne verlagert, um eine Verengung der oberen Atemwege zu verhindern. Studien haben gezeigt, dass das TRD insbesondere für Personen, bei denen eine Operation nicht infrage kommt oder zu riskant ist, eine Behandlungsoption darstellt. Ebenso wurde die Wirksamkeit eines angepassten TSD untersucht und festgestellt, dass es den Atemfluss verbessert und die Schlafqualität steigert, besonders bei Menschen mit leichter OSA.

- **Vermeidung der Rückenlage:** Bei vielen Menschen mit Schlafapnoe verschlechtern sich die Symptome, wenn sie auf dem Rücken schlafen. Eine weitere konservative Möglichkeit besteht in der Vermeidung der Rückenlage, wenn die Atemaussetzer vor allem auf dem Rücken entstehen. Die Rückenlageverhinderungstherapie oder das Schlaf-Positions-Training ist eine Behandlungsform, die darauf abzielt, das Schlafen in Rückenlage zu verhindern. Die Therapie kann den Einsatz von speziellen Kissen, Westen oder Rucksäcken beinhalten, die das Schlafen in dieser Position unangenehm machen. Auch der Einsatz eines kleinen Kästchens, das meistens mittels eines Gurtes um die Brust getragen wird und immer dann vibriert, wenn man auf dem Rücken liegt, kann die Rückenlage verhindern. Das Ziel ist, den Betroffenen zu ermutigen, in Seitenlage zu schlafen, wodurch das Risiko von Atemaussetzern reduziert wird.

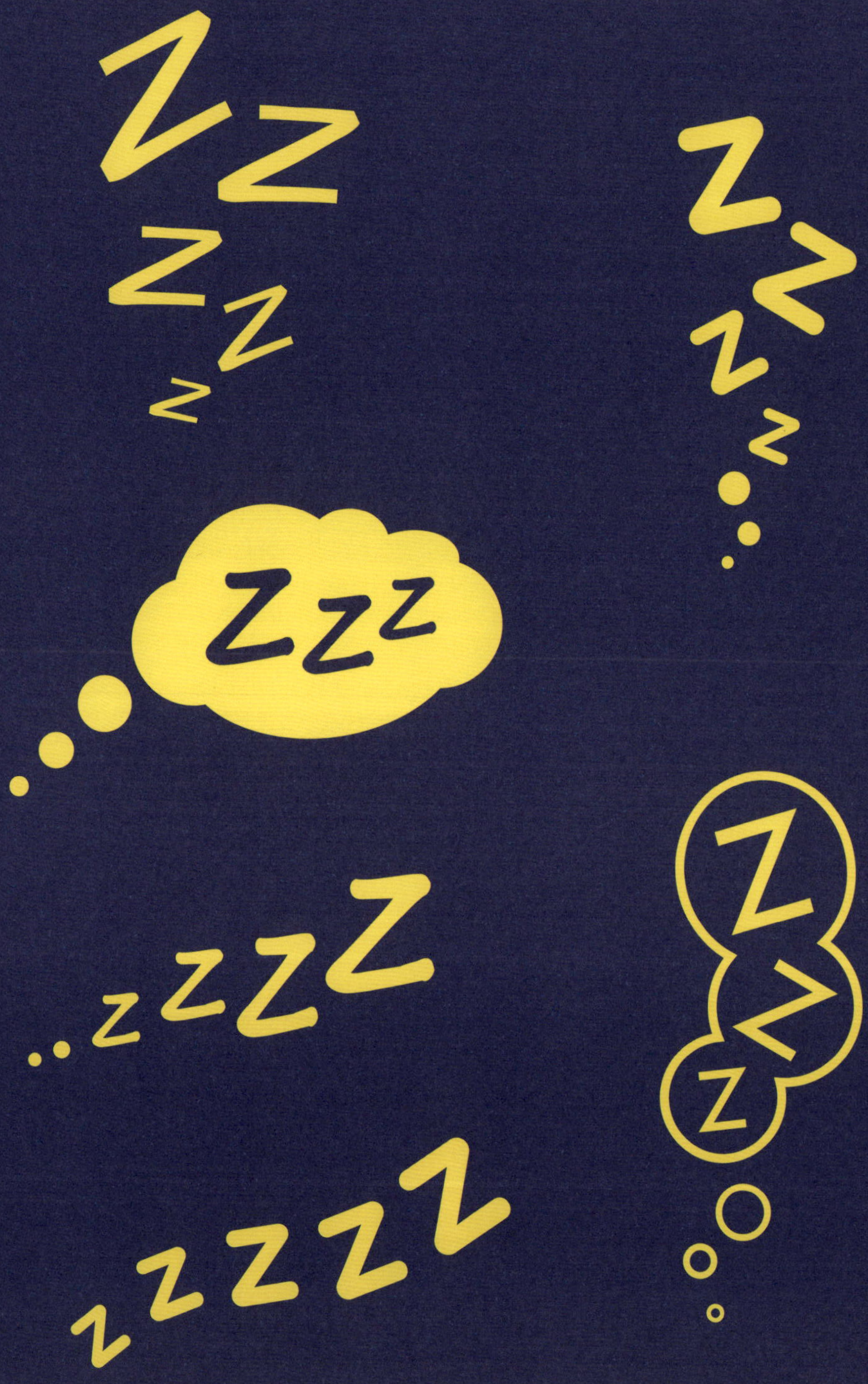
Zzz

SCHNARCHEN: DAS KÖNNEN SIE SELBST TUN

Sie wissen nun alles über Möglichkeiten, die der Medizin zur Verfügung stehen. Nun sind Sie selbst gefragt, in einem ersten Schritt Lösungen umzusetzen, die das Schnarchen beenden. Im Folgenden erfahren Sie, welche Mittel und Wege Ihnen offenstehen, um nicht nur das Schnarchen zu stoppen, sondern gleichzeitig auch zu einem gesünderen Leben mit gutem Schlaf und bekömmlicher Ernährung zu finden. Damit auch die Beziehung nicht länger durch das Schnarchen auf den Prüfstand gestellt wird, runden hilfreiche Tipps für gestresste Partner das Kapitel ab.

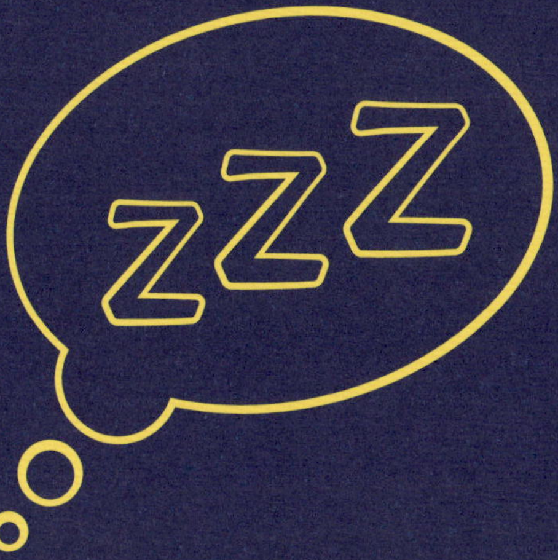

Schnelle Sofortlösungen

Die Therapieoptionen bei Schnarchen scheinen unermesslich zu sein, und viele kreative Ideen kommen jedes Jahr neu auf den Markt. Jedoch sind viele davon oftmals nicht wirkungsvoll oder funktionieren nur unter bestimmten Voraussetzungen. Wir stellen Ihnen im Folgenden die besten Do-it-yourself-Lösungen gegen das Schnarchen vor, die sich unserer Erfahrung nach als wirksam erwiesen haben.

Es ist wichtig, verschiedene Methoden auszuprobieren und herauszufinden, was für Sie selbst am besten funktioniert.

Letztlich ist es eine Frage des Ausprobierens und der individuellen Vorlieben. Was für den einen wunderbar funktioniert, ist für den anderen vielleicht nicht die optimale Lösung. Deshalb ist es wichtig, verschiedene Methoden auszuprobieren und herauszufinden, was für Sie selbst am besten funktioniert.

Der Tennisball-Trick

Eine der häufigsten Ursachen für das nächtliche Sägen ist das Schlafen auf dem Rücken. Wenn man in dieser Position schläft, kann die Zunge leicht nach hinten fallen, wodurch die oberen Atemwege verengt werden, und das Schnarchen beginnt. An diesem Punkt setzt der Tennisball-Trick an.

Der Tennisball-Trick verhindert, dass der Schnarchende sich auf den Rücken dreht.

Das Grundprinzip ist einfach: Ein Tennisball, hinten an einem T-Shirt befestigt, soll das bequeme Liegen auf dem Rücken verhindern. Wann immer der Schnarchende versucht, sich auf den Rücken zu drehen, wird er durch den unangenehmen Druck des Tennisballs daran erinnert, sich wieder auf die Seite zu drehen. Da das Liegen auf der Seite das Schnarchrisiko reduzieren kann, fördert dieser kleine Trick einen ruhigeren Schlaf.

Für die Umsetzung dieses Tricks benötigen Sie ein T-Shirt und einen Tennisball. Den Ball nähen Sie mit einer stabilen Nähnadel auf Höhe des oberen Rückens an das T-Shirt, wobei Sie darauf achten sollten, dass er fest genug sitzt, damit er nicht verrutschen kann. Das T-Shirt zieht der Schnarchende vor dem Schlafengehen an.

Das Tragen mag anfangs durchaus ungewohnt sein und es kann einige Nächte dauern, bis man die optimale Position für den Tennisball findet. Jeder Körper ist anders, und je nach individuellen Schlafgewohnheiten kann es notwendig sein, den Ball an anderer Stelle anzunähen.

Dieser Trick birgt aber noch weitere Probleme. Der Druck des Tennisballs auf den Rücken kann zu Verspannungen oder sogar Schmerzen führen. Dies kann insbesondere für Menschen, die bereits Rückenprobleme haben, kontraproduktiv sein. Falls der Tennisball als zu hart empfunden wird, können Sie auch weichere Bälle oder sogar zusammengeknüllte Socken in Erwägung ziehen. Es geht darum, das richtige Gleichgewicht zwischen Komfort und Effektivität zu finden.

Wenn sich auch nach mehreren Versuchstagen mit dem Tennisball oder anderen Hilfen zeigt, dass sich das gewünschte Seitenschlafverhalten nicht einstellt, könnte die Investition in eine Rückenlageverhinderungsweste oder einen Schlafpositionstrainer die wesentlich bessere und langfristig komfortablere Option sein (siehe S. 141). Die Weste wurde speziell entwickelt, um das Schlafen auf dem Rücken zu verhindern, ohne den Schläfer mit einem harten Gegenstand zu belasten. Sie ist oft mit Kissen oder weichen Pads ausgestattet, die das Drehen auf den Rücken sanft verhindern, ohne Unbehagen oder Schmerzen zu verursachen.

Zwiebelsaft

Ja, Sie haben richtig gelesen, Zwiebelsaft. Manche sind überzeugt davon, dass das Gurgeln mit Zwiebelsaft vor dem Schlafengehen die Atemwege öffnet und das Schnarchen verringert. Zwiebelsaft gegen Schnarchen ist ein Hausmittel, das in einigen Kulturen seit Generationen weitergegeben wird. Wissenschaftliche Beweise sind bisher zwar eher dürftig, dennoch werfen wir einen Blick auf die Hintergründe und Anwendungsweise von Zwiebelsaft im Kontext des Schnarchens.

Zwiebelsaft gegen Schnarchen ist ein Hausmittel, das in einigen Kulturen seit Generationen weitergegeben wird.

Zwiebeln sind bekannt für ihre entzündungshemmenden und antimikrobiellen Eigenschaften. Sie enthalten eine Reihe von Schwefelverbindungen, Vitaminen, Mineralien und anderen aktiven Verbindungen, die in der traditionellen Medizin zur Behandlung verschiedener Erkrankungen eingesetzt werden. Zwiebelsaft könnte also durchaus helfen, die Schwellungen in den Nasengängen und im Rachenraum zu reduzieren, wodurch die Luft leichter fließen kann und das Schnarchen reduziert wird.

Schneiden Sie eine Zwiebel in kleine Stücke. Drücken Sie den Saft aus den Stücken heraus, entweder mit einer Saftpresse oder durch einfaches Quetschen. Den frisch gepressten Zwiebelsaft können Sie entweder direkt trinken oder damit vor dem Schlafengehen gurgeln. Einige Menschen kombinieren Zwiebelsaft auch mit Honig, sowohl um den Geschmack zu verbessern als auch um von den entzündungshemmenden Eigenschaften des Honigs zu profitieren.

Nicht jeder mag den intensiven Geschmack und Geruch von Zwiebeln. Er kann besonders nachts störend sein, wenn man den Geschmack noch im Mund hat. Hier hilft nochmaliges kurzes Zähneputzen. In seltenen Fällen können Menschen allergisch auf Zwiebeln reagieren. Bei Hautirritationen oder anderen allergischen Reaktionen sollte die Anwendung sofort gestoppt werden.

Wussten Sie das schon?

Während einer durchschnittlichen Nacht wachen wir etwa 28-mal auf, was uns jedoch meistens nicht bewusst wird, da unser Gehirn Erwachmomente unter drei Minuten Dauer nicht im Langzeitgedächtnis speichert.

Gute Luftfeuchtigkeit

Ein Luftbefeuchter im Schlafzimmer (siehe auch Seite 24), der für eine ausreichende Befeuchtung der Raumluft sorgt, könnte Ihr neuer bester Freund werden. Trockene Luft kann den Hals, genauer gesagt die Schleimhäute der Atemwege, reizen und anschwellen lassen und das Schnarchen verstärken. Außerdem verdickt trockene Luft den Schleim in den Atemwegen, was den Luftstrom zusätzlich behindert und zu dem charakteristischen Rasseln oder Schnarchen führen kann.

Feuchtigkeit spielt also eine wichtige Rolle beim Schnarchen. Ein gut befeuchteter Raum und vor allem gut befeuchtete Atemwege können entscheidend dazu beitragen, Schnarchen zu reduzieren oder sogar zu verhindern. Dadurch verringert sich das Risiko von Schwellungen und daraus resultierendem Schnarchen. Darüber hinaus kann feuchtere Luft Symptome wie trockene Haut, trockene Augen und Reizungen der Atemwege lindern, was besonders in den kalten Wintermonaten von Vorteil ist, wenn die Raumluft durch Heizungen trockener ist.

> Ein Luftbefeuchter verringert das Risiko von Nasenschwellungen und daraus resultierendem Schnarchen.

Auch bei Erkältungen oder Allergien, die häufig zu verstopften oder gereizten Atemwegen führen, kann ein Luftbefeuchter die Symptome lindern und damit auch das Schnarchen reduzieren.

Bei der Verwendung eines Luftbefeuchters ist jedoch Vorsicht geboten. Er muss regelmäßig gereinigt werden, um das Wachstum von Schimmelpilzen und Bakterien zu verhindern. Außerdem sollte immer darauf geachtet werden, dass die Luftfeuchtigkeit im Raum nicht zu hoch ist, da dies wiederum Schimmel an den Wänden begünstigen kann.

Oft wird auch die Verwendung von destilliertem oder entmineralisiertem Wasser in Luftbefeuchtern empfohlen, um die Ansammlung von Mineralien zu verhindern.

Aus ärztlicher Sicht bleibt es fraglich, ob reine Luftbefeuchtung im Schlafzimmer das Schnarchen wirklich reduzieren hilft, aber einen Versuch ist es wert!

Erhöhte Lagerung

Wenn der Kopf beim Schlafen hochgelagert wird, bleiben die Luftwege offener.

Das Hochlagern des Kopfes während des Schlafes kann eine wirksame Strategie sein, um Schnarchen zu reduzieren oder sogar zu verhindern. Die Grundidee ist einfach: Durch das Hochlagern kann die Position der Zunge und des Rachens verändert werden, wodurch der Luftweg offener bleibt und das Schnarchen reduziert wird. Wenn Sie auf dem Rücken schlafen und der Kopf in normaler Position ist, kann die Schwerkraft dazu führen, dass die Zunge und das weiche Gaumensegel nach hinten fallen. Dadurch verengt sich der Atemweg im hinteren Rachenraum, wodurch sich die Strömungsgeschwindigkeit der Atemluft erhöht. Dadurch wird das umliegende Gewebe stärker in Schwingung versetzt – es entsteht das bekannte Schnarchgeräusch. Durch das Hochlagern des Kopfes kann dieser Effekt der Schwerkraft verringert werden. Der Rachen bleibt offener, was die Wahrscheinlichkeit von Vibrationen und damit des Schnarchens verringert.

Der Kopf kann u. A. durch die Verwendung mehrerer Kissen angehoben werden.

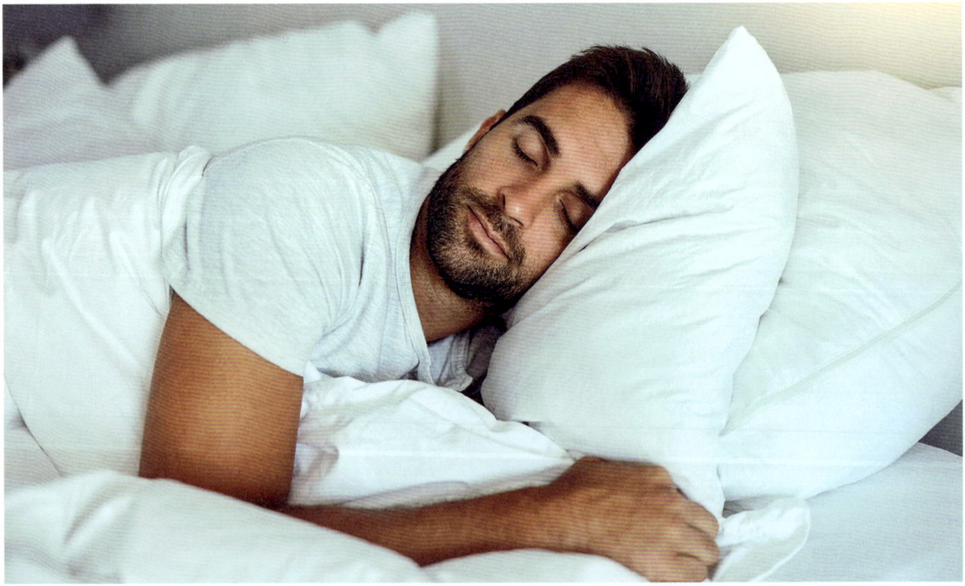

Es gibt verschiedene Methoden, den Kopf im Schlaf anzuheben. Dazu gehört die Verwendung mehrerer Kissen, um den Kopf höher zu lagern. Experimentieren Sie, wie hoch der Kopf gelagert werden sollte, damit das Schnarchen reduziert wird, gleichzeitig aber auch keine Nackenschmerzen auftreten.

Auch die Matratze oder der Bettrahmen können angepasst werden. Viele Betten oder Matratzen können am Kopf- und Fußende angehoben werden, was nicht nur das Schnarchen reduzieren kann, sondern auch andere Beschwerden wie Reflux oder Beinschwellung lindern kann.

Sie sollten beachten, dass eine erhöhte Kopfstellung zwar für manche Menschen wirksam sein kann, aber nicht für alle geeignet ist. Insbesondere Personen mit bestimmten medizinischen Beschwerden, wie z. B. Herzproblemen oder bestimmten Rückenerkrankungen, sollten vor der Anwendung dieser Methode unbedingt medizinischen Rat einholen.

Anti-Schnarch-Kissen

Das Anti-Schnarch-Kissen gewinnt zunehmend an Beliebtheit. Die speziellen Kissen optimieren die Schlafposition, um das Schnarchen zu reduzieren oder zu verhindern. Ihr Hauptziel ist es, Kopf und Oberkörper in einer Position zu halten, die das Schnarchen minimiert.

Wenn Menschen auf dem Rücken schlafen, neigen Zunge und weiches Gewebe im Rachen dazu, zurückzufallen und die Atemwege zu blockieren. Das kann zu verstärktem Schnarchen führen. Anti-Schnarch-Kissen fördern eine Seitenschlafposition oder eine erhöhte Kopfhaltung, um die Atemwege offen zu halten.

> Anti-Schnarch-Kissen fördern eine Seitenschlafposition oder eine erhöhte Kopfhaltung, um die Atemwege offen zu halten.

Das Kissen hat ein ergonomisches Design, das Nacken und Kopf stützt und eine optimale Ausrichtung der Atemwege gewährleistet. Eine gute Ausrichtung verbessert die Luftzirkulation und reduziert dadurch das Schnarchen. Die Kissen variieren in Material und Form. Einige sind aus Memory-Schaum gefertigt, der sich an die individuellen Konturen des Kopfes und des Nackens anpasst. Andere weisen spezielle Vertiefungen oder Erhebungen auf, um den Kopf in der idealen Position zu halten.

Die Vorteile des Anti-Schnarch-Kissens sind offensichtlich: Es ist eine nicht-invasive, bequeme und einfach anzuwendende Lösung. Für die Verwendung dieser Kissen ist keine Vorbereitung oder spezielle Anpassung erforderlich. Darüber hinaus bieten sie aufgrund ihrer Vielseitigkeit nicht nur Hilfe gegen Schnarchen, sondern können auch allgemeinen Komfort und Unterstützung bieten. Aus diesem Grund sind sie auch eine gute Wahl für Menschen mit Nackenschmerzen oder anderen Schlafproblemen.

Beachten Sie jedoch, dass nicht jedes Anti-Schnarch-Kissen für jeden gleich gut funktioniert. Probieren Sie verschiedene Kissen aus, um das richtige für sich zu finden. Außerdem bieten diese Kissen keine garantierte Lösung gegen Schnarchen. Bei starkem Schnarchen oder Verdacht auf Schlafapnoe sollte immer ein Arzt konsultiert werden!

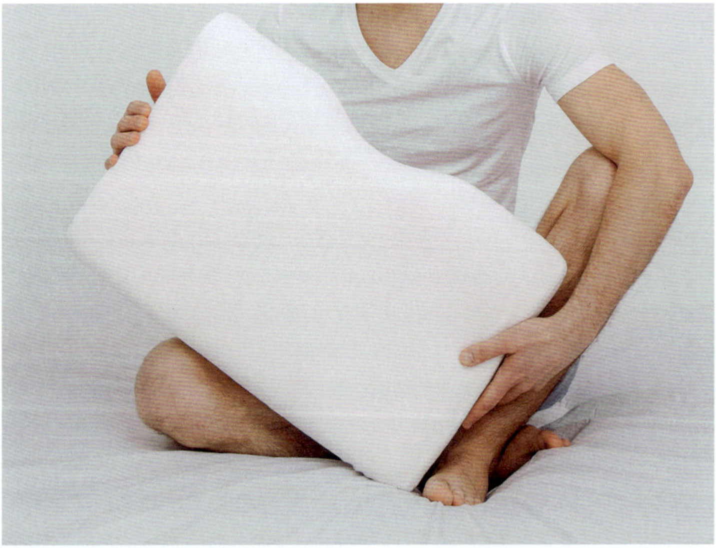

Das Anti-Schnarch-Kissen hält Kopf und Oberkörper in einer Position, die das Schnarchen minimiert.

Selbsthilfe für gestresste Partner

Es ist jeden Abend dasselbe Spiel: Sie kuscheln sich gemütlich aneinander, genießen die wohlige Wärme und bereiten sich auf einen erholsamen Schlaf vor. Doch dann, gerade als Sie in den Schlaf gleiten wollen, beginnt das nächtliche Konzert. Ihr Partner schnarcht, und es klingt, als wäre eine Holzfällerbrigade im Schlafzimmer zugange. In so einem Moment ist Liebe tatsächlich nicht nur ein Gefühl, sondern auch eine Frage der Lärmtoleranz.

Eine Lärmquelle neben sich zu haben, und das Nacht für Nacht, kann erheblichen Stress auslösen. Schnarchen bedeutet für die Person, die nicht schlafen kann, sondern zuhören muss, nicht nur Stress für die Gesundheit, sondern auch für die Beziehung.

Eine Studie der British Snoring and Sleep Apnoea Association (BSSAA) zeigt, dass Schnarchopfer durchschnittlich anderthalb bis zwei Stunden Schlaf pro Nacht verlieren. Jedes neunte Paar schläft deswegen getrennt, das Sexualleben leidet dementsprechend, ganz zu schweigen von der langsam steigenden Wut des Schnarchopfers auf den Partner. Laut dem Unternehmen Bayer geben 29 % der Männer und 42 % der Frauen Schnarchen als Beziehungskiller an.

> Das nächtliche Schnarchen kann in einer Beziehung zu einer echten Belastungsprobe werden.

Die ruhigen Nächte, in denen man nur das sanfte Atmen des Partners hört, weichen stürmischen Nächten mit Sägen, Brummen und Pfeifen. Und plötzlich findet man sich in der Apotheke wieder, auf der Suche nach den besten Ohrstöpseln im Sortiment. Wenn Ihr geliebter Partner neben Ihnen das ganze Bett (und manchmal sogar das ganze Haus) mit seinen Schnarchgeräuschen erfüllt, kann Schlaf bei solch ständigen Unterbrechungen schnell zur Mangelware werden, und mit dem Schlafmangel schwindet oft auch die Geduld.

In solchen Momenten ist es wichtig, daran zu denken, dass der schnarchende Partner das alles nicht absichtlich tut. Tatsächlich merken viele Schnarchende gar nicht, welches nächtliche Konzert sie veranstalten, bis ihr Partner sie darauf aufmerksam macht – oft begleitet von einem mürrischen Gesichtsausdruck nach einer weiteren schlaflosen Nacht.

Kommunikation

Kommunikation ist das A und O jeder Beziehung, und ihr kommt auch hier eine Schlüsselrolle zu. Statt sich im Stillen zu ärgern, sollten Sie das Thema Schnarchen offen ansprechen. Dabei sollten Sie jedoch darauf achten, dem Partner keine Vorwürfe zu machen, sondern gemeinsam nach Lösungen zu suchen. Vielleicht hilft ein Arztbesuch, um die Ursachen des Schnarchens abzuklären. Oder man probiert Hilfsmittel wie Schnarchschienen aus. Und manchmal kann es auch sinnvoll sein, zumindest vorübergehend getrennte Schlafzimmer in Betracht zu ziehen.

Für viele mag die Vorstellung, getrennt vom Partner zu schlafen, befremdlich klingen. Tatsächlich kann es aber für beide Seiten eine Erleichterung sein, ohne dass die Beziehung darunter leidet. Es geht nicht darum, Distanz zu schaffen, sondern beiden Partnern den Schlaf zu ermöglichen, den sie brauchen. Einige Paare haben sogar festgestellt, dass diese getrennten Nächte zu einer größeren Wertschätzung der gemeinsamen Zeit führen können.

Auch hier ist Kreativität gefragt. Manche Paare nehmen das Schnarchen mit Humor und spielen damit: Sie nehmen die Geräusche auf und lachen am nächsten Morgen gemeinsam darüber. Andere legen bewusst „Schnarchpausen“ ein, in denen sich der Schnarchende für einige Stunden in ein anderes Zimmer zurückzieht, um dann in den frühen Morgenstunden wieder zurückzukehren.

Wussten Sie das schon?

Wenn Frauen schnarchen, haben Männer häufig keine Hemmungen, ihre Partnerin zu wecken, Frauen jedoch wecken ihren Partner aus Rücksicht weitaus seltener und leiden an den Folgen.

Gehörschutz und Kopfhörer

Wahrscheinlich haben Sie es bereits mit den gängigen Ohrstöpseln versucht, die es im Drogeriemarkt oder der Apotheke zu kaufen gibt. Sie passen sich der Form des Gehörgangs an und sind in Wachs zur Einmalverwendung oder in Silikon zur mehrfachen Verwendung erhältlich.

Diese Ohrstöpsel können allerdings nicht alle Frequenzen filtern und schließen nicht hundertprozentig das Ohr, daher kann es ratsam sein, sich beim Hörakustiker einen speziellen Gehörschutz anpassen zu lassen. Dort wird meist aus Silikon ein Abdruck Ihres Gehörgangs genommen, in den ein Filter eingesetzt werden kann, der genau auf die Frequenzen des Schnarchenden abgestimmt ist und das störende Schnarchen herausfiltert.

Als weitere Möglichkeit gibt es In-Ear-Kopfhörer, die mit dem sogenannten „Noise Cancelling“ arbeiten, das die Hörquelle auslöscht. Daneben besteht das Prinzip „Noise Masking“, womit das Schnarchen durch entspannte Geräusche überlagert („maskiert“) wird. Mehr Geräusche statt weniger klingt zunächst kontraproduktiv, aber die Überlagerung mit positiv besetzten Geräuschen wie Regenrauschen oder Wind soll gewissermaßen das Gehirn austricksen. Achten Sie darauf, dass die Akkulaufzeit mit mindestens sieben Stunden lang genug ist, um die Nacht zu überstehen.

> Mit „Noise Cancelling“-Kopfhörern können Umgebungsgeräusche effektiv gedimmt werden.

Wenn Sie keine Kopfhörer tragen möchten, gibt es auch die Möglichkeit, sogenannte White-Noise-Maschinen auszuprobieren. Diese Geräte sehen aus wie kleine Lautsprecher und produzieren konstante, ruhige Geräusche, die beim Ein- und Durchschlafen helfen.

Welches Gerät Ihnen am meisten zusagt, probieren Sie am besten selbst aus oder lassen sich im Fachhandel beraten. Achten Sie vor allem darauf, dass das Gerät gut sitzt und Sie damit auch gut auf der Seite liegen können, ohne dass etwas drückt.

Die schnarchende Person sanft wecken

Wenn das Geräusch des Schnarchens in der Nacht die Ruhe stört, können folgende Methoden helfen, den Schnarcher vorsichtig zu wecken und das Schnarchen zu reduzieren:

- **Der vorsichtige Anstoß:** Ein sanftes Antippen kann ausreichen, um den Schnarcher aus dem Tiefschlaf in eine leichtere Schlafphase zu bewegen, in der das Schnarchen oft nachlässt. Diese Methode signalisiert auf liebevolle Weise, dass der Schlaf des Partners gestört wird, ohne aggressiv zu wirken.
- **Kissenjustierung:** Indem Sie das Kissen Ihres Partners behutsam anpassen, können Sie dazu beitragen, dass der Kopf in eine Position gebracht wird, die die Atemwege besser öffnet. Oft hilft eine leicht erhöhte Position des Kopfes, das Schnarchen zu verringern, da sie die Zunge und das weiche Gewebe des Halses weniger blockiert.
- **Leises Ansprechen:** Flüstern Sie sanft den Namen Ihres Partners und bitten Sie ihn darum, sich auf die Seite zu drehen. Seitenschläfer schnarchen häufig weniger, da diese Position das Herabsinken der Zunge und anderer weicher Gewebe im Hals verhindert.
- **Nasenspitzen-Taktik:** Ein sanftes Kneifen oder Streichen über die Nasenspitze kann dazu führen, dass der Schnarchende reflexartig durch die Nase atmet, was manchmal das Schnarchen kurzzeitig unterbricht.
- **Umlagerung initiieren:** Eine sanfte Bewegung oder ein sanftes Anstoßen können ausreichen, um den Schnarchenden dazu zu bringen, sich im Schlaf zu drehen, was die Atemwege öffnen und das Schnarchen mindern kann.
- **Aufwecken mit einem Grund:** Sollte das Schnarchen anhalten, könnte ein sanftes Wecken mit einer Erklärung wie „Du schnarchst sehr laut. Es wäre gut für uns beide, wenn du deine Position ändern könntest“ hilfreich sein.

Wenn Sie trotzdem schlecht schlafen

Wenn Sie oder Ihr Bettpartner trotz aller Bemühungen eine schlechte Nacht hatten, ist es wichtig, am nächsten Tag richtig zu handeln, um die negativen Auswirkungen zu minimieren und Ihre Leistungsfähigkeit zu unterstützen. Müdigkeit am Tag kann Konzentration und Produktivität beeinträchtigen, Kopfschmerzen können die Lebensqualität senken und eine geringe Stressresistenz kann die täglichen Herausforderungen vergrößern.

Zunächst ist es empfehlenswert, einen klaren und ruhigen Tagesablauf zu gestalten. Kurze, regelmäßige Pausen können helfen, die Konzentration aufrechtzuerhalten und Übermüdung vorzubeugen. Bei Kopfschmerzen ist es oft hilfreich, auf ausreichende Flüssigkeitszufuhr zu achten und sich Zeit für Entspannungsübungen zu nehmen, um Verspannungen zu lösen. Wenn Sie sich gestresst fühlen, können Techniken des Stressmanagements wie tiefes Atmen, Meditation oder leichte körperliche Betätigung Abhilfe schaffen.

Es ist auch ratsam, den Koffeinkonsum im Auge zu behalten, da zu viel Koffein zwar kurzzeitig wach machen kann, aber auch den Schlaf der nächsten Nacht stören könnte. Stattdessen kann ein kurzer Spaziergang an der frischen Luft oder eine ausgewogene Mahlzeit zur Wiederherstellung der Energie beitragen.

> Koffein kann zwar kurzzeitig wach machen, aber auch den Schlaf der nächsten Nacht stören.

Wichtig ist, die Signale Ihres Körpers ernst zu nehmen und sich nicht durch den Tag zu zwingen. Wenn es möglich ist, planen Sie einen früheren Feierabend oder sogar ein kurzes Nickerchen ein, um den Schlafmangel auszugleichen.

Im Folgenden finden Sie eine Liste der Dinge, die Sie tun können, wenn der Partner Sie wieder einmal um den Schlaf gebracht hat:

- **Ernährung:** Schlafdefizite können das Verlangen nach Nahrung steigern. Laut Forschung führt Schlafmangel zu einer vermehrten Ausschüttung von appetitfördernden Hormonen und möglicherweise zu einem verstärkten Verlangen nach belohnender Nahrung. Bei Schlafdefiziten ist daher eine bewusste Ernährung ratsam. Anstelle von Zucker- und Salzhaltigem ist eine proteinbetonte Mahlzeit am Morgen vorteilhaft, um den Energielevel über den Tag hinweg stabil zu halten.

Licht, Luft und Bewegung: Wichtige Bausteine für einen guten Schlaf.

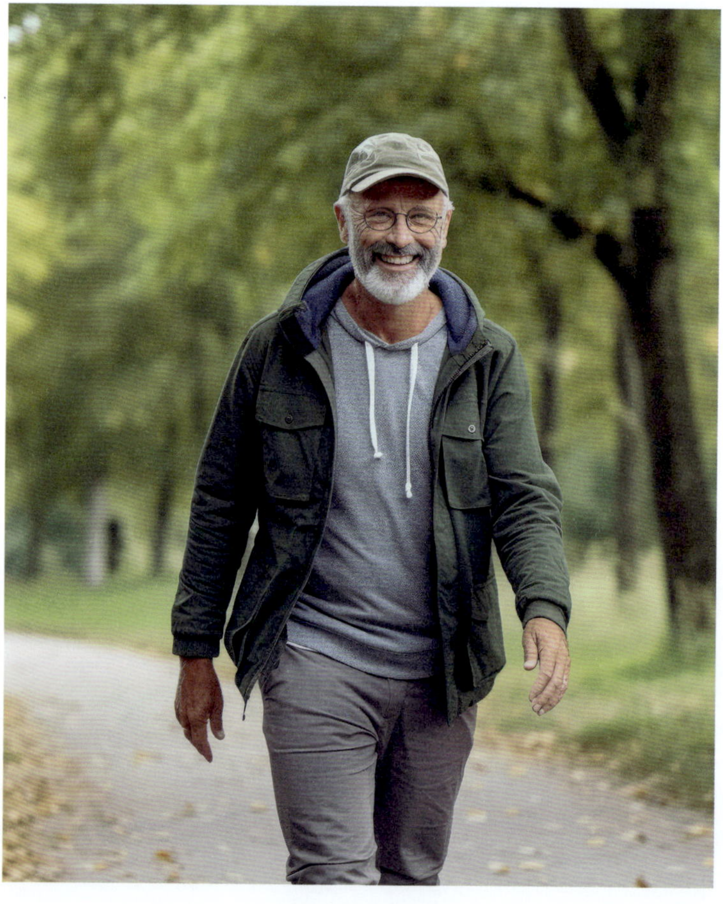

- **Licht und Luft:** Sonnenlicht und frische Luft sind natürliche Energiebooster. Studien belegen, dass Sonnenlicht die Produktion von Endorphinen stimuliert und Vitamin-D-Reserven auffüllt.
- **Bewegung mit Bedacht:** Körperliche Aktivität löst Wohlfühlhormone aus und kann neue Energie freisetzen. Ein moderates Training ist empfehlenswert, um die Energiereserven nicht zu erschöpfen.
- **Erfrischendes Duschritual:** Ein kühles Wasserbad kann Kreislauf und Stoffwechsel beleben. Regelmäßiges kaltes Duschen am Morgen hat nachweislich positive Effekte auf das Immunsystem.
- **Ausreichende Hydration:** Ein Mangel an Schlaf und Flüssigkeit kann zu verstärkter Müdigkeit führen. Regelmäßiges Trinken, vorzugsweise von Wasser, ist essenziell.
- **Kurzschläfchen einbauen:** Kurze Nickerchen können laut einer Studie aus dem Jahr 2015 Stress mindern und das Immunsystem stärken. Ein halbstündiges Schläfchen kann hormonelle Ungleichgewichte einer durchwachten Nacht ausgleichen. Über 45 Minuten sollte der Mittagsschlaf jedoch nicht andauern, um nächtliche Einschlafprobleme zu vermeiden.
- **Abendliche Digital-Diät:** Für eine gute Nachtruhe ist es entscheidend, abends auf elektronische Geräte zu verzichten. Blaues Licht von Displays kann die Melatoninproduktion hemmen und somit Einschlafschwierigkeiten verursachen. Ist der Verzicht auf das Smartphone nicht möglich, sollte zumindest ein Schlafmodus aktiviert werden.

Schnarchen akzeptieren lernen

Zunächst ist es wichtig, Schnarchen als einen natürlichen Teil des menschlichen Lebens zu akzeptieren. Viele Menschen schnarchen aus unterschiedlichen Gründen, und eine positive Einstellung dazu kann helfen, Stress und Frustration zu reduzieren. Es geht darum, die Tatsachen zu akzeptieren und sich darauf einzustellen, anstatt dagegen anzukämpfen.

Ein wichtiger Aspekt ist die gesundheitliche Bewertung. Schnarchen kann manchmal ein Hinweis auf tiefer liegende Gesundheitsprobleme wie Schlafapnoe sein. Eine ärztliche Untersuchung kann nicht nur helfen, diese Bedingungen zu identifizieren und zu behandeln, sondern auch das Schnarchen zu lindern. In einigen Fällen verbessert dann die Behandlung nicht nur die Schlafqualität des Schnarchenden, sondern auch Ihre eigene erheblich.

Auch eine Umdeutung des Geräuschs könnte hilfreich sein. Statt es als Störung zu sehen, versuchen Sie einmal, es als Hintergrundgeräusch für Entspannungs- oder Meditationstechniken zu betrachten. Diese Neubewertung kann zu einer veränderten Wahrnehmung führen, die das Geräusch weniger störend macht.

Verbesserungen der eigenen Schlafhygiene können ebenfalls eine Rolle spielen.

Verbesserungen der Schlafhygiene können ebenfalls eine Rolle spielen. Gewohnheiten wie das Schlafen auf der Seite, Vermeidung von Alkohol vor dem Schlafengehen und das Aufrechterhalten eines gesunden Gewichts können das Schnarchen reduzieren. Diese Maßnahmen sind nicht nur für den Schnarchenden selbst von Vorteil, sondern verbessern auch Ihre Schlafqualität.

In Fällen, wo das Schnarchen eine gemeinsame Herausforderung für ein Paar darstellt, kann die Suche nach gemeinsamen Lösungen helfen. Maßnahmen wie die Nutzung von Ohrstöpseln, speziellen Kissen oder sogar getrennte Schlafzimmer können für beide Parteien zu einer erholsameren Nacht führen.

Technologische Lösungen bieten ebenfalls eine Vielzahl von Möglichkeiten. Es gibt zahlreiche Geräte und Apps, die das Schnarchen überwachen und Vorschläge zur Reduzierung oder Anpassung an das Schnarchen machen. Diese können von einfachen Schlaftagebüchern bis hin zu fortgeschrittenen Überwachungsgeräten reichen.

Auch wenn es schwer scheint: Dem Phänomen des Schnarchens, oft als störend und unangenehm empfunden, kann man versuchen, gelassen entgegenzutreten, bis sich eine Besserung einstellt. Wenn Sie das Beste aus dem Schnarchen machen, nehmen Sie die Herausforderung an, aus einer negativen Situation auch etwas Positives zu ziehen. Indem Sie eine offene, kreative und vielleicht sogar humorvolle Einstellung gegenüber dem Schnarchen einnehmen, wird es leichter, es in das tägliche Leben zu integrieren, ohne dass es zu einer zu großen Belastung wird. Es geht darum, den Lärm zu umarmen und das Beste daraus zu machen.

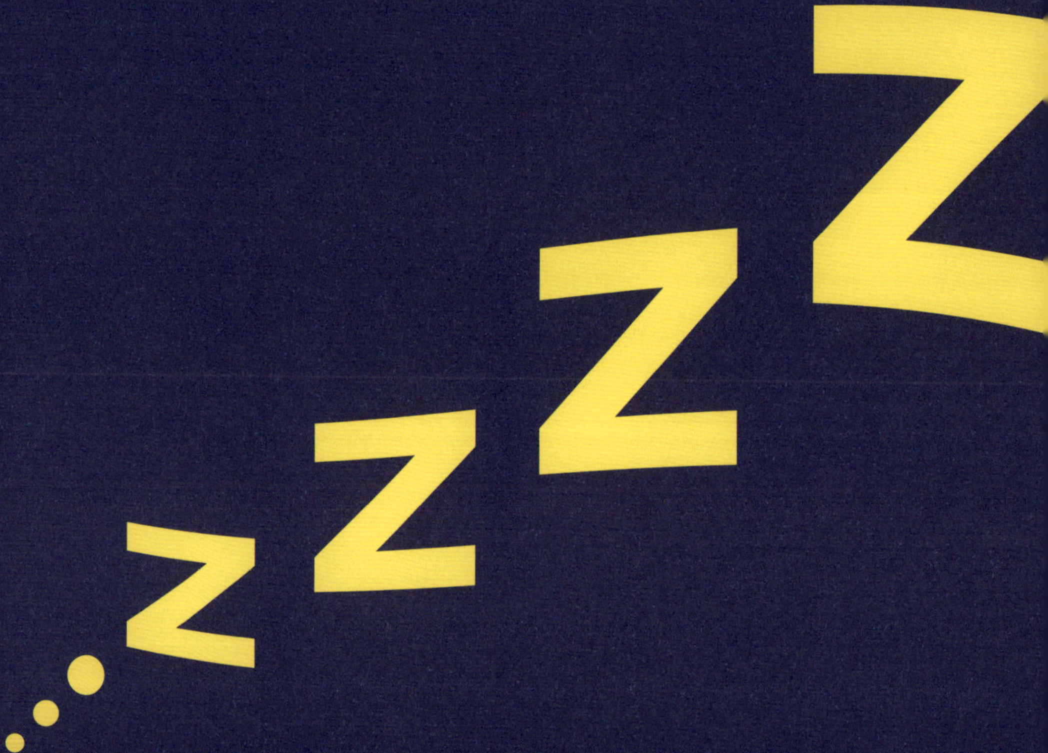
zzzZ

DAS HILFT BEI SCHNARCHEN WIRKLICH: DIE ANTI-SCHNARCH-FORMEL

Der Traum vieler schnarchender Menschen: endlich einmal richtig gut schlafen – und der Bettpartner auch! Eine schnarchfreie Nacht muss kein Traum bleiben. Um eine schnarchfreie oder zumindest ruhigere Nacht zu fördern, haben wir für Sie die Anti-Schnarch-Formel entwickelt.

Mein Wunsch: In Stille schlafen

Das Ziel, in Stille zu schlafen und sich ausgeruht und gut erholt zu fühlen, ist durchaus realistisch! Wir möchten Sie aber gleich zu Beginn auch dafür sensibilisieren, dass die Erwartungen an den eigenen Schlaf manchmal zu hoch sind. Insbesondere unrealistische Vorstellungen vom perfekten schnarchfreien Schlaf in absoluter Stille können innerlich unter Druck setzen und einen Stress erzeugen, der seinerseits den Schlaf stört.

Wenn es im Schlafzimmer ruhig wird

Eine gesunde Schlafqualität ohne oder mit weniger Schnarchen ist erreichbar, erfordert aber oft bewusste Anstrengungen und Veränderungen der Lebensgewohnheiten – hier sind Sie gefragt. Um das Ziel eines ausgeruhten und erholten Zustands am Tag zu erreichen, sollten Sie nicht nur Ihren Nachschlaf, sondern Ihrem gesamten Lebensstil auch eine gewisse Priorität einräumen.

Unsere Anti-Schnarch-Formel

Nach unzähligen Stunden der Behandlung von Betroffenen haben wir eine Lösung kreiert, die das Schnarchen an der Wurzel bekämpft.

Ob Sie nun selbst unter diesem nächtlichen Konzert leiden oder neben dem größten Schnarcher der Welt liegen: Wir haben gute Nachrichten für Sie! Unsere langjährige Erfahrung im Bereich der Schlafmedizin und Behandlung von schnarchenden Patienten ließ uns die ultimative Anti-Schnarch-Formel entwickeln, die nicht nur ruhigere Nächte verspricht, sondern auch den Weg zu besserem Schlaf und mehr Wohlbefinden ebnet.

Mit unserer Anti-Schnarch-Formel, die auf bewährten Methoden, Verfahren und Tipps aus dem Institut für Schlafmedizin basiert, können wir Sie auf Ihrem Weg zu einem ruhigen, gesunden Schlaf für ein langes, gesundes und glückliches Leben begleiten.

Natürlich hat unsere Formal das Ziel, dass Sie im wahrsten Sinne des Wortes ruhiger schlafen. Ihr größter Vorteil liegt jedoch in der potenziellen Verbesserung Ihrer Schlafqualität. Schnarchen kann sowohl Ihren Schlaf als auch den Ihres Bettpartners stören, Müdigkeit und Reizbarkeit am Morgen sind die Folgen. Unsere effektive Anti-Schnarch-Formel kann zu einem ruhigeren, ununterbrochenen Schlaf führen, was wiederum Ihr allgemeines Wohlbefinden und Ihre Tagesleistungsfähigkeit verbessert.

Außerdem können Sie mit ihrer Hilfe das Risiko für gesundheitliche Komplikationen reduzieren: Schnarchen wird oft mit Schlafapnoe in Verbindung gebracht, einem Zustand, der ernsthafte gesundheitliche Folgen haben kann. Durch die Verringerung oder Beseitigung des Schnarchens kann das Risiko für solche Komplikationen verringert werden.

Die Anti-Schnarch-Formel ermöglicht Ihnen einen besseren Schlaf.

Zudem bietet die Anti-Schnarch-Formel Ihnen eine Vielzahl von Optionen, die auf Ihre individuellen Bedürfnisse und Präferenzen angepasst werden können. Dies kann von einfachen Verhaltensänderungen wie dem Wechsel der Schlafposition bis hin zu spezialisierten medizinischen Geräten oder sogar chirurgischen Eingriffen reichen. Wir bieten Ihnen damit eine umfassende Formel, die Ihnen helfen wird, Ihr Schnarchen deutlich zu reduzieren oder möglicherweise sogar vollständig abzustellen. Zwar gibt es kein universelles Heilmittel, und die Wirksamkeit der verschiedenen Methoden kann von Person zu Person variieren. Dennoch existieren bewährte und wissenschaftlich belegte Ansätze, die das Schnarchen signifikant verbessern können.

Ganz gleich, ob Ihr Schnarchen auf Stress, anatomische Besonderheiten, Ihr Gewicht oder andere Faktoren zurückzuführen ist, unsere Anti-Schnarch-Formel ermöglicht Ihnen einen ruhigeren Schlaf. Unsere Formel basiert dabei auf einer Kombination aus Wissenschaft, Natur und Innovation, um Schnarchen sanft und effektiv zu reduzieren.

Die Anti-Schnarch-Formel setzt sich aus drei Bausteinen zusammen:

1. Lebensstiländerung
2. Medizinische Geräte und Hilfsmittel
3. Operative Behandlung

Die Grafik gibt Ihnen einen Überblick über die einzelnen Optionen und Schritte:

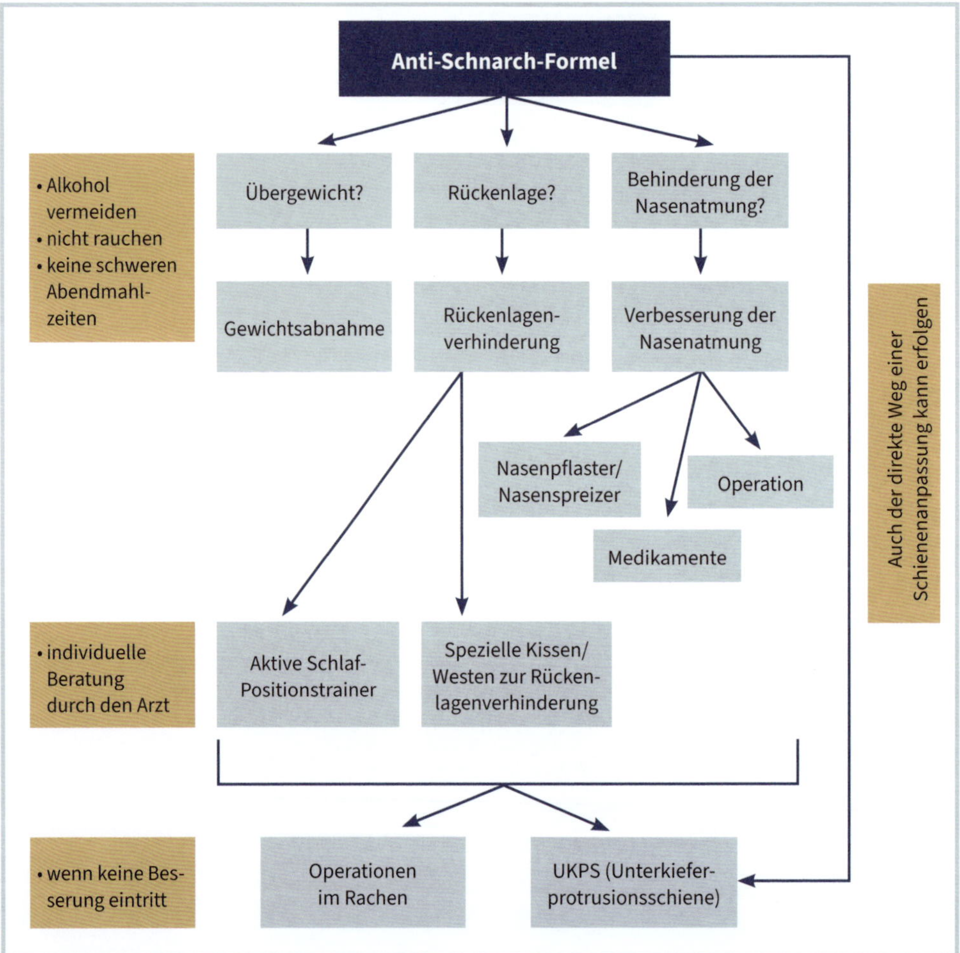

Unsere langjährige Erfahrung zeigt bisher: Wenn Sie diese drei Bausteine im Blick haben und individuell für sich anpassen, werden Sie bei Schnarchproblemen davon profitieren. Natürlich sind die einzelnen Bausteine nicht abgegrenzt voneinander zu sehen, sondern als ein ineinander übergreifendes System, das heißt: Jeder Baustein beeinflusst direkt und indirekt den anderen, denn jeder Mensch ist individuell.

Anti-Scharch-Formel 1: Lebensstiländerung

- Überflüssigen Pfunden den Kampf ansagen
- Intervallfasten hilft bei Schnarchen
- Weniger Alkohol
- Eine gute Schlafhygiene
- Besser nicht rauchen
- In Bewegung kommen
- Auf leichte Mahlzeiten umsteigen

Anti-Scharch-Formel 2: Medizinische Geräte und Hilfsmittel

- Nasendilatatoren und Nasenklammern
- Nasenpflaster
- Kinnriemen
- Schlafpositionstrainer
- Rückenlage-Verhinderungswesten
- CPAP-Geräte
- Unterkieferprotrusionsschienen

Anti-Scharch-Formel 3: Operative Behandlung

- Uvulopalatopharyngoplastik (UPPP)
- Laserassistierte Uvulopalatoplastik (LAUP)
- Radiofrequenzablation
- Septumplastik
- Hyoid Suspension
- Zungenschrittmacher
- Dysgnathieoperation
- Pillar-Verfahren

Meine Selbsthilfebausteine: Individuell angepasst zum ruhigen Schlaf

Nun können Sie sagen, wenn man ins Internet oder vielfältige Bücher und Literatur schaut, findet man auch zahlreiche Tipps und Tricks in geradezu unüberschaubarer Anzahl. Und genau das ist oft das Problem: Es finden sich teils skurrile Tipps und Tricks, die alle angeblich helfen sollen, mit dem Schnarchen aufzuhören. Natürlich nicht in allen Fällen, aber doch recht häufig steht hier lediglich ein wirtschaftliches Interesse im Vordergrund.

Gibt es aber wirklich das eine Rezept, mit dem alle Betroffenen wieder zum ruhigen Schlaf finden? Nein, das gibt es natürlich nicht. Dennoch ist es aus schlafmedizinischer Sicht entscheidend, dass Sie sich in Ihrem Bett rundum wohlfühlen. Dass Sie positiv gestimmt – im Fachjargon: positiv konditioniert – ins Bett gehen, um optimale Voraussetzungen für einen guten und ruhigen Nachtschlaf zu haben.

Wann sollte ich ärztliche Hilfe in Anspruch nehmen?

Auch in unserem Institut für Schlafmedizin sind wir große Verfechter der Selbsthilfe und geben unseren Patienten immer wieder bewährte Tipps und Tricks mit auf den Weg, ebenso wollen wir es in unserer Anti-Schnarch-Formel in diesem Ratgeber tun. Auch die Frage, ab wann professionelle Hilfe notwendig ist, werden wir dabei immer wieder berücksichtigen.

Um sich darüber Klarheit zu verschaffen, ob man wegen seiner Schlafprobleme ärztliche Hilfe in Anspruch nehmen sollte, können folgende Informationen hilfreich sein:

- **Regelmäßigkeit und Lautstärke:** Gelegentliches Schnarchen, insbesondere bei Erkältung oder ungewohnter Schlafposition, ist in der Regel harmlos. Wenn das Schnarchen jedoch regelmäßig auftritt und besonders laut ist, kann dies ein Hinweis auf eine zugrunde liegende Erkrankung sein.

- **Atemstillstände während des Schlafs:** Atemstillstände von mehr als zehn Sekunden, gefolgt von Keuchen, Schnappen nach Luft oder vollständigem Aufwachen, um wieder zu atmen, können Anzeichen einer Schlafapnoe sein. Dies ist eine ernste Erkrankung, die ärztlicher Behandlung bedarf.
- **Tagesmüdigkeit:** Wenn Sie sich trotz ausreichender Schlafdauer tagsüber häufig müde oder schläfrig fühlen, kann dies darauf hindeuten, dass Ihr Schnarchen Ihren Schlafzyklus stört und Sie sich nicht ausreichend erholen.
- **Konzentrationsschwierigkeiten:** Konzentrationsschwierigkeiten oder Gedächtnisprobleme können ebenfalls auf eine schlechte Schlafqualität aufgrund von Schnarchen oder Schlafapnoe hinweisen.
- **Morgendliche Kopfschmerzen:** Regelmäßige Kopfschmerzen am Morgen können ein Anzeichen dafür sein, dass der Körper im Schlaf nicht ausreichend mit Sauerstoff versorgt wird.
- **Bluthochdruck:** Schnarchen kann mit einem erhöhten Risiko für Bluthochdruck und andere Herz-Kreislauf-Erkrankungen einhergehen, insbesondere wenn es durch Schlafapnoe verursacht wird.
- **Veränderungen des emotionalen oder psychischen Zustands:** Reizbarkeit, Depressionen oder Stimmungsschwankungen können ebenfalls auf schlechten Schlaf aufgrund von Schnarchproblemen zurückzuführen sein.
- **Morgendliche Halsschmerzen:** Regelmäßiges Aufwachen mit trockenem Mund oder Halsschmerzen können ein weiteres Anzeichen dafür sein, dass Sie im Schlaf durch den Mund atmen, möglicherweise aufgrund von Schnarchen oder Schlafapnoe.

Wenn Sie eines oder mehrere dieser Symptome bemerken, sollten Sie einen Arzt aufsuchen. Ein Facharzt kann eine genaue Diagnose stellen und die beste Behandlungsmethode empfehlen. Es gibt verschiedene Behandlungsmöglichkeiten für Schnarchen und Schlafapnoe, darunter Änderungen der Lebensgewohnheiten, Atemgeräte, die während des Schlafs getragen werden, und in einigen Fällen auch chirurgische Eingriffe oder auch hier die Anpassung einer Unterkieferprotrusionsschiene.

Formel 1: Lebensstiländerung

Während einige Fälle von Schnarchen durch anatomische Besonderheiten bedingt sind, spielen Lebensgewohnheiten oft eine entscheidende Rolle. Eine Anpassung des Lebensstils kann für Sie daher eine sehr wirkungsvolle Strategie sein, um das Schnarchen zu reduzieren oder gänzlich zu verhindern. Diese Anpassungen können von Ernährungsumstellungen über verbesserte Schlafhygiene bis hin zu mehr Bewegung reichen.

Im Folgenden lernen Sie die wichtigsten Maßnahmen kennen, deren positive Effekte auf die Reduktion des Schnarchens wissenschaftlich gut belegt sind.

Übergewicht ist einer der Hauptfaktoren für Schnarchen, da vermehrtes Fettgewebe um den Hals die Atemwege verengt und den Luftstrom behindert.

Überflüssigen Pfunden den Kampf ansagen

Übergewicht ist – Sie haben es schon gelesen – einer der Hauptfaktoren für Schnarchen, da es zu vermehrtem Fettgewebe um den Hals führen kann, das dann die Atemwege verengt und so den Luftstrom behindert. Eine Gewichtsabnahme kann diesen Druck verringern und die Atemwege erweitern, was wiederum das Schnarchen mindert. Das schaffen Sie am besten durch eine Kombination aus kalorienbewusster Ernährung und regelmäßiger körperlicher Aktivität.

Ihr Gewichtsreduktionsplan

So können Sie Ihren überflüssigen Pfunden am besten zu Leibe rücken:

- **Setzen Sie sich realistische Ziele:** Definieren Sie, wie viel Gewicht Sie in einem bestimmten Zeitraum gesund verlieren möchten.
- **Führen Sie ein Ernährungstagebuch:** Notieren Sie, was Sie täglich essen und trinken, um ein Bewusstsein für Ihre Kalorienaufnahme zu schaffen.
- **Erstellen Sie einen Ernährungsplan:** Planen Sie Ihre Mahlzeiten im Voraus und sorgen Sie dafür, dass Sie gesunde Snacks zur Verfügung haben, um Versuchungen zu vermeiden.
- **Planen Sie regelmäßig Bewegung ein:** Integrieren Sie täglich mindestens 30 Minuten moderate Bewegung in Ihren Tagesablauf.
- **Beginnen Sie mit Krafttraining:** Bauen Sie zwei- bis dreimal pro Woche Krafttraining ein, um Ihren Grundumsatz zu steigern.
- **Achten Sie auf Ihren Flüssigkeitshaushalt:** Trinken Sie ausreichend Wasser über den Tag verteilt, um den Stoffwechsel zu unterstützen und das Sättigungsgefühl zu verbessern.
- **Schlafen Sie ausreichend:** Achten Sie auf genügend Schlaf, da Schlafmangel zu Gewichtszunahme führen kann.
- **Suchen Sie sich Unterstützung:** Suchen Sie Unterstützung bei Freunden, Familie oder einer Selbsthilfegruppe, um motiviert zu bleiben.

Praktische Ernährungstipps

Bevorzugen Sie Vollkornprodukte statt verarbeiteter Kohlenhydrate und integrieren Sie reichlich Gemüse und Obst in Ihre Mahlzeiten. Geben Sie magerem Eiweiß wie Hähnchen, Fisch, Tofu und Hülsenfrüchten den Vorzug. Vermeiden Sie zuckerreiche Getränke und Lebensmittel sowie Transfette. Und achten Sie bitte auf die Portionsgröße, um nicht mehr zu essen als notwendig.

So sieht für uns ein perfekter Tagesplan aus:

Frühstück:

- eine Schale Haferflocken mit Mandelmilch, garniert mit frischen Beeren und einigen Nüssen
- Alternative: ein Omelett, angereichert mit Spinat, Tomaten und Pilzen

Vormittagssnack:

- ein Apfel oder eine Birne
- Alternative: eine Handvoll Karottensticks mit Hummus

Mittagessen:

- ein gemischter Salat mit gemischtem Grün, Gurken, Kirschtomaten, gebratenen Hähnchenbruststreifen und einem Dressing aus Olivenöl und Balsamico und ein Vollkornbrötchen
- Alternative: eine Schale Linsensuppe

Nachmittagssnack:

- ein griechischer Joghurt oder eine Portion Quark mit etwas Honig und Zimt
- Alternative: eine kleine Handvoll gemischte Nüsse

Abendessen:

- gegrillter Lachs mit gedämpftem Brokkoli und Quinoa
- Alternative: Gemüsepfanne mit Tofu und braunem Reis
- Abendsnack (falls notwendig):
- einige Scheiben Gurke oder eine Portion frische Beeren
- Alternative: ein Glas warme Milch mit Kurkuma, Ingwer, Kardamom und Zimt („goldene Milch“)

Intervallfasten hilft bei Schnarchen

Intervallfasten hat eine nachgewiesene positive Auswirkung auf das Schnarchen. Diese Form des Fastens, bei der man über einen bestimmten Zeitraum nichts isst, kann zur Gewichtsreduktion beitragen, indem es den Körper zwingt, für Energie auf gespeicherte Fettreserven zurückzugreifen. Übergewicht ist ein bekannter Risikofaktor für Schnarchen, weil überschüssiges Fettgewebe rund um den Hals die Atemwege während des Schlafes verengen kann.

Indem man die letzte Mahlzeit in den frühen Nachmittag legt, hat der Körper mehr Zeit, die Nahrung vor dem Schlafengehen zu verdauen. Ein voller Magen beim Schlafen kann nämlich Druck auf das Zwerchfell ausüben und so die Atemwege beeinträchtigen. Darüber hinaus kann das Essen später am Tag zu Sodbrennen führen, was ebenfalls das Schnarchen fördern kann.

> Wenn Sie die letzte Mahlzeit in den frühen Nachmittag legen, hat der Körper mehr Zeit, die Nahrung vor dem Schlafengehen zu verdauen.

Die Strategie, die Essenszeit auf einen Teil des Tages zu beschränken und die Fastenperiode in den Nachmittag und Abend zu legen, kann also nicht nur für eine effektive Gewichtskontrolle nützlich sein, sondern auch dazu beitragen, das Schnarchen zu reduzieren. Wie bei jedem Diät- oder Ernährungsplan ist es jedoch wichtig, dass Sie auf die Signale des eigenen Körpers achten und gegebenenfalls ärztliche Rücksprache halten, um sicherzustellen, dass diese Methode für Sie persönlich geeignet und vorteilhaft ist.

Beim Intervallfasten mit abendlichem Fastenintervall legen Sie Ihre Mahlzeiten so, dass Sie die letzte Mahlzeit am frühen Nachmittag zu sich nehmen und dann bis zum nächsten Morgen fasten. Eine beliebte Methode ist das 16/8-Intervallfasten, bei dem Sie täglich für 16 Stunden fasten und innerhalb eines 8-Stunden-Zeitfensters essen. Im folgenden Beispielplan sehen Sie, wie das aussehen könnte.

So sieht für uns ein perfekter Tagesplan nach der 16/8-Methode aus:

Essenszeitraum: 8 Uhr bis 16 Uhr

8 Uhr – **Frühstück:**

- eine Schale Haferflocken mit Früchten und Nüssen
- ein Glas Wasser oder eine Tasse ungesüßten Tee
- 11 Uhr – Vormittagssnack:
- eine Handvoll Beeren oder ein Stück Obst
- ein weiteres Glas Wasser

13 Uhr – **Mittagessen:**

- ein bunter Salat mit Blattgrün, Gemüse, Hülsenfrüchten oder gegrilltem Hähnchen und einem leichten Dressing
- ein Vollkornbrötchen oder eine Scheibe Vollkornbrot
- Wasser oder ein anderes Getränk ohne Kalorien

15:30 Uhr – **Nachmittagssnack (letzte Mahlzeit vor dem Fasten):**

- ein Proteinshake oder ein Joghurt mit Nüssen
- ein Glas Wasser mit Zitronenscheibe für zusätzlichen Geschmack und Vitamin C

Fastenzeitraum: 16 Uhr bis 8 Uhr am nächsten Tag

- Vermeiden Sie nach 16 Uhr alle kalorienhaltigen Lebensmittel und Getränke.
- Während des Fastens ist Wasser, ungesüßter Tee und (wenig) schwarzer Kaffee erlaubt und sogar empfohlen, um die Flüssigkeitsversorgung zu gewährleisten.
- Falls Sie vor dem Schlafengehen Hunger verspüren, lenken Sie sich mit entspannenden Aktivitäten ab, z. B. Lesen oder Meditieren.

Wichtige Tipps für das Intervallfasten

- **Hydration ist entscheidend:** Achten Sie darauf, dass Sie während Ihrer Essensphasen genug Flüssigkeit zu sich nehmen, um während des Fastens hydriert zu bleiben.
- **Balancierte Mahlzeiten:** Sorgen Sie dafür, dass Ihre Mahlzeiten während des Essensfensters ausgewogen sind und alle Makronährstoffe (Proteine, Fette, Kohlenhydrate) sowie Vitamine und Mineralstoffe enthalten.
- **Vorbereitung:** Planen Sie Ihre Mahlzeiten im Voraus, um sicherzustellen, dass Sie während Ihres Essensfensters nährstoffreiche Lebensmittel zu sich nehmen.
- **Gleichmäßiger Start:** Beginnen Sie mit einer kürzeren Fastenphase, wenn nötig, und erhöhen Sie allmählich die Dauer, bis Sie das 16/8-Intervall erreichen.
- **Auf den Körper hören:** Wenn Sie sich während des Fastens schwach oder unwohl fühlen, brechen Sie das Fasten ab und essen Sie etwas Leichtes.
- **Aktiv bleiben:** Auch wenn Sie fasten, versuchen Sie, leichte körperliche Aktivitäten in Ihren Alltag zu integrieren, etwa Spaziergänge oder sanftes Yoga.
- **Schlafen nicht vergessen**: Ein guter Nachtschlaf unterstützt den Fastenprozess und verbessert die Fähigkeit des Körpers, mit Hungergefühlen umzugehen.
- **Unterstützung suchen:** Sprechen Sie mit Ihrer Ärztin oder Ihrem Ernährungsberater, bevor Sie mit dem Intervallfasten beginnen, und ziehen Sie in Betracht, sich einer Unterstützungsgruppe anzuschließen.

Durch die Einhaltung dieses Plans können Sie die Vorteile des Intervallfastens optimieren, das Körpergewicht besser steuern und damit potenziell das Schnarchen reduzieren.

Weniger Alkohol

Alkohol kann tatsächlich kurzfristig entspannend wirken, aber genau diese entspannende Eigenschaft kann sich auf das Schnarchen auswirken. Wenn Sie sich fragen, wie viel Alkohol zu viel ist oder ob Sie ganz darauf verzichten sollten, ist es wichtig zu verstehen, wie Alkohol den Körper beeinflusst, insbesondere im Hinblick auf den Schlaf.

Die Entspannung der Muskulatur durch Alkoholkonsum schließt auch die Muskeln des Rachenraumes mit ein. Zu entspannte Muskeln in diesem Bereich können die Atemwege während des Schlafes einengen und damit das Schnarchen fördern. Daher empfehlen wir Ihnen ganz klar, Ihren Alkoholkonsum zu reduzieren, insbesondere in den Stunden direkt vor dem Schlafengehen. Doch wie viel Reduktion ist sinnvoll?

Trinken Sie mindestens zwei Stunden vor dem Schlafengehen keinen Alkohol mehr bzw. verzichten Sie komplett darauf.

Experten raten dazu, mindestens zwei Stunden vor dem Schlafengehen keinen Alkohol mehr zu konsumieren. In der Tat könnte es für Menschen, die zu Schnarchen neigen oder Schlafstörungen haben, noch besser sein, Alkohol vollständig zu meiden. Der Grund für eine verbesserte Schlafqualität bei geringerem Alkoholkonsum liegt darin, dass Alkohol zwar das Einschlafen erleichtern kann, die Schlafzyklen jedoch stört, insbesondere die REM-Schlafphase, die für einen erholsamen Schlaf entscheidend ist.

Wenn der Alkohol abgebaut ist, kommt es häufig zu einem Rückschlageffekt, bei dem der Körper von einer entspannten in eine erhöhte Wachsamkeitsphase übergeht. Dies kann häufiges Aufwachen oder einen unruhigen Schlaf zur Folge haben. Reduziert man den Alkoholkonsum oder verzichtet ganz darauf, kann der Körper durch alle Schlafphasen natürlicher und ungestörter zirkulieren, was zu einem tieferen, erholsameren Schlaf führt.

Praktische Tipps zur Beschränkung von Alkohol

Beschränken Sie den Alkoholkonsum auf ein Minimum, besonders in den Stunden vor dem Schlafengehen. Wenn Sie abends Alkohol trinken, versuchen Sie, ein Glas Wasser für jedes alkoholische Getränk zu trinken, um die Auswirkungen zu mildern. Legen Sie eine klare Grenze fest, wie viele Drinks Sie pro Woche zu sich nehmen, und halten Sie sich daran.

Führen Sie ein Schlafprotokoll, um zu beobachten, wie sich Alkoholkonsum auf Ihr Schnarchen und Ihre Schlafqualität auswirkt. Achten Sie auf andere schlaffördernde Gewohnheiten wie Entspannungsübungen oder eine ruhige Schlafumgebung, um die Effekte des Alkohols auszugleichen.

Eine gute Schlafhygiene

Die Pflege einer guten Schlafhygiene ist entscheidend, wenn Sie Ihr Schnarchen reduzieren wollen. Ein wesentlicher Bestandteil davon ist die Regelmäßigkeit in Ihren Schlafgewohnheiten: Indem Sie täglich zur selben Zeit ins Bett gehen und aufstehen, konditionieren Sie Ihren Körper auf einen konstanten Rhythmus. Dies erleichtert das Ein- und Durchschlafen und kann das Schnarchen verringern.

Neben einem regelmäßigen Zeitplan ist auch die Schlafumgebung von großer Bedeutung. Eine ruhige Atmosphäre, die Dunkelheit und Kühle fördert, trägt maßgeblich zu einem erholsamen Schlaf bei. Stellen Sie sicher, dass Ihr Schlafzimmer frei von lästigen Störungen ist. Das bedeutet, dass laute Geräusche draußen bleiben und helles Licht gedimmt oder blockiert wird.

Eine ruhige Atmosphäre, die Dunkelheit und Kühle fördert, trägt maßgeblich zu einem erholsamen Schlaf bei.

Praktische Tipps für eine schlaffördernde Umgebung

Verdunkelungsvorhänge können helfen, Ihr Schlafzimmer abzudunkeln, insbesondere wenn künstliches Licht von außen eindringt. Bildschirmlicht von Fernsehern, Smartphones und Tablets kann die Melatoninproduktion hemmen und so das Einschlafen erschweren. Daher unsere klare Empfehlung: keine Elektronik vor dem Schlafengehen.

Ohrstöpsel, Noise-Cancelling-Earplugs oder eine White-Noise-Maschine können externe Geräusche neutralisieren (mehr dazu auf S. 25). Denken Sie auch an die Regulierung der Raumtemperatur: Die ideale Schlaftemperatur liegt für die meisten Menschen zwischen 16 und 18 Grad Celsius. Stellen Sie sicher, dass Ihre Schlafunterlage Ihren Körper richtig unterstützt und Bequemlichkeit bietet.

Wussten Sie das schon?
Ungefähr 12 % der Menschen träumen in Schwarz-Weiß-Bildern.

Auch Entspannungstechniken vor dem Schlafengehen wie Meditation, tiefes Atmen oder sanfte Dehnübungen können helfen, Körper und Geist auf den Schlaf vorzubereiten.

Entspannungstechniken für einen guten Schlaf

- **4-7-8-Atemtechnik:** Atmen Sie für vier Sekunden durch die Nase ein, halten Sie den Atem für sieben Sekunden und atmen Sie acht Sekunden lang durch den Mund aus. Diese Technik wirkt beruhigend auf das Nervensystem.
- **Body-Scan-Meditation:** Achten Sie beim Liegen im Bett darauf, jeden Körperteil nacheinander zu entspannen. Beginnen Sie bei den Füßen und arbeiten Sie sich hoch bis zum Kopf. Konzentrieren Sie sich darauf, mit jedem Ausatmen Anspannungen loszulassen.
- **Visualisierungstechnik:** Stellen Sie sich in einer entspannenden Szene vor, z. B. in einem ruhigen Wald oder an einem stillen Strand. Visualisieren Sie alle Details – die Geräusche, die Düfte und das Gefühl der Umgebung.
- **Geführte Entspannung:** Hören Sie eine geführte Entspannungs- oder Schlafmeditation. Es gibt viele kostenlose Apps

und Online-Ressourcen, die Audioanleitungen anbieten, um Ihnen beim Entspannen zu helfen.

- **Entspannende Musik oder Klänge**: Schaffen Sie eine beruhigende akustische Umgebung, indem Sie leise Musik, Naturklänge oder White Noise (weißes Rauschen) spielen. Solche Klänge können hilfreich sein, um die Gedanken zu beruhigen und die Einschlafzeit zu verkürzen.
- **Gentle Yoga oder Stretching:** Einige sanfte Yoga-Posen oder Dehnübungen können Spannungen lösen und den Körper auf den Schlaf vorbereiten. Vermeiden Sie anstrengende Übungen, da diese den Körper aktivieren könnten.
- **Progressive Muskelentspannung:** Spannen Sie beim Liegen im Bett bewusst verschiedene Muskelgruppen an und entspannen Sie sie dann wieder. Dies kann insbesondere bei physischer Anspannung helfen.
- **Tagebuch schreiben:** Schreiben Sie vor dem Schlafengehen Gedanken und Sorgen in ein Tagebuch, um einen klaren Kopf zu bekommen und Grübeln zu vermeiden.
- **Schlafaffirmationen:** Wiederholen Sie beruhigende und positive Affirmationen, die den Geist auf Schlaf einstimmen, z. B. „Ich lasse den Tag los und begrüße die Nacht."

Schnarchen Tiere?

Jedes Tier, von den kleinsten Insekten bis zu den größten Säugetieren, hat seine eigene einzigartige Art zu schlafen und zu ruhen. Diese Vielfalt spiegelt die unglaubliche Anpassungsfähigkeit des Lebens an unterschiedlichste Umgebungen und Lebensbedingungen wider. Während wir Menschen oft unser Schlafbedürfnis ignorieren, bietet uns die Tierwelt eine Perspektive darauf, wie natürlich und notwendig diese Verhaltensweisen sind. Sie erinnern uns daran, dass Schlaf und Ruhe grundlegende Aspekte des Lebens auf der Erde sind. ▸▸

Unsere beliebtesten Haustiere, Katzen und Hunde, sind berühmt für ihre Schlafgewohnheiten und -geräusche. **Katzen** können bis zu 16 Stunden pro Tag schlafen und tun dies in den seltsamsten Positionen. Ihr Schnarchen ist oft leise und kann eher als sanftes Schnurren wahrgenommen werden. **Hunde** hingegen haben ein breiteres Schnarchspektrum. Von leisen Pfeiftönen bis hin zu lauten Sägelauten – jeder Hund scheint seinen eigenen Schnarchstil zu haben. Manchmal können sie sogar im Traum bellen oder zucken, was auf uns oft amüsant und rätselhaft wirkt.

In der Welt der großen Säugetiere sind Bären und Gorillas interessante Schläfer. **Bären** halten Winterschlaf, eine Zeit, in der sie lange Ruhephasen haben, obwohl sie nicht in einem echten tiefen Schlaf sind. Während dieser Phase können sie gelegentlich Geräusche machen, die man als Schnarchen interpretieren könnte. **Gorillas** hingegen haben einen sehr menschenähnlichen Schlafzyklus, mit tiefem Schlaf und REM-Phasen. Sie bauen Nester zum Schlafen, und während sie normalerweise ruhig schlafen, können ältere oder größere Individuen durchaus ein sanftes Schnarchen von sich geben.

Elefanten dagegen schlafen überraschend wenig – durchschnittlich nur zwei bis vier Stunden pro Tag. Ihre Schlafposition ist meist stehend, wobei sie sich gelegentlich zum REM-Schlaf hinlegen. Schnarchen ist hier eher selten, doch wenn es vorkommt, kann man sich auf ein tiefes, grollendes Brummen einstellen, das man fast als „Elefanten-Schnurren" bezeichnen könnte.

Besser nicht rauchen

Das Rauchen kann für Menschen, die zum Schnarchen neigen, besonders problematisch sein:

Stellen Sie sich die Luft in den Atemwegen vor wie einen ruhigen, fließenden Fluss in einer malerischen Landschaft, der sanft und ungehindert seinen Weg zum Meer findet. Doch wenn Rauch ins Spiel kommt, ändert sich das Bild dramatisch. Der Rauch wirkt wie ein aufziehender Sturm, der die Harmonie stört, Bäume entwurzelt und den Fluss mit Hindernissen versperrt. Die einst ruhigen Gewässer werden rau und ungestüm, ähnlich wie der Atem eines Schnarchenden in der Nacht.

Tabakrauch entfacht Entzündungen und lässt die Schleimhäute in den Atemwegen anschwellen.

Die Inhaltsstoffe im Tabakrauch entfachen Entzündungen und lassen die Schleimhäute in den Atemwegen anschwellen, als würden sich die Ufer des Flusses verengen. Diese Verengung macht es schwieriger für die Luft, durchzukommen, was das Schnarchen lauter und häufiger macht. Zudem lädt der Rauch den Fluss mit Schleim auf, der sich wie Treibholz ansammelt und den Flusslauf weiter blockiert. Darüber hinaus begünstigt Rauchen eine erhöhte Produktion von Schleim in Nase und Rachen, wodurch die Atemwege weiter verstopft werden und das Schnarchen noch problematischer wird.

Die Beeinträchtigung der Nasenatmung ist ein weiteres häufiges Problem bei Rauchern, denn sie führt häufig zu einer Mundatmung – einer Praxis, die das Schnarchen zusätzlich fördert. Rauchen schwächt auch die Muskelfunktion in den Atemwegen, was bedeutet, dass diese während des Schlafes leichter kollabieren können, was wiederum zu einer Verstärkung des Schnarchens führt.

Die Qualität des Schlafes wird durch das Rauchen ebenfalls beeinträchtigt. Ein leichter und unruhiger Schlaf begünstigt eine Erschlaffung der Muskeln im Rachenraum, was das Schnarchen weiter verschärft. Zudem ist Schnarchen ein häufiges Symptom der obstruktiven Schlafapnoe, einer ernsthaften Schlafstörung, bei der die Atmung während des Schlafes wiederholt unterbrochen wird. Rauchen erhöht das Risiko, an dieser Störung zu leiden, deutlich.

Schließlich hat Rauchen eine umfassende negative Wirkung auf die allgemeine Gesundheit und insbesondere auf die Lungenfunktion. Eine beeinträchtigte Lungenfunktion kann die Atmung während des Schlafes stören und das Schnarchen sowie das Risiko einer Schlafapnoe erhöhen. Daher ist es für Menschen, die schnarchen und rauchen, besonders empfehlenswert, mit dem Rauchen aufzuhören. Dies kann nicht nur die Schlafqualität verbessern, sondern auch die allgemeine Gesundheit erheblich fördern.

Das Aufhören mit dem Rauchen kann zu einer Verringerung dieser entzündlichen Prozesse führen und dadurch das Schnarchen deutlich mindern. Darüber hinaus kann ein Rauchstopp die Lungenfunktion und die Atmung insgesamt verbessern, was zu einer besseren Sauerstoffversorgung des Körpers und zu einer erholsameren Nachtruhe beiträgt.

Praktische Tipps, wie Sie mit dem Rauchen aufhören können

Setzen Sie sich ein klares Ziel: Bestimmen Sie einen Stichtag für den Rauchstopp und verpflichten Sie sich dazu.

Informieren Sie Ihr Umfeld: Sagen Sie Familie und Freunden, dass Sie aufhören wollen. So erhalten Sie Unterstützung und werden zur Rechenschaft gezogen. Nutzen Sie zuckerfreie Kaugummis, Snacks wie Gemüsesticks oder eine Nikotinersatztherapie, um den Wunsch nach der Zigarette zu befriedigen.

Beratungen, Selbsthilfegruppen oder Therapien können sehr hilfreich sein. Auch Ihr Arzt kann Ihnen möglicherweise Medikamente oder Ersatztherapien wie Nikotinpflaster oder -kaugummis empfehlen.

Identifizieren Sie Situationen, in denen Sie normalerweise rauchen, und ändern Sie Ihre Routine, um diese Auslöser zu vermeiden. Körperliche Aktivität zum Beispiel kann das Verlangen nach Zigaretten reduzieren und Stress abbauen, der oft zum Rauchen verleitet. Auch Achtsamkeits- und Entspannungstechniken wie Meditation oder Yoga können Ihnen helfen, den Stress zu bewältigen, der während des Entzugs auftreten kann.

Nutzen Sie Apps und Online-Ressourcen: Es gibt viele Apps, die Sie durch den Prozess des Rauchstopps leiten und Ihnen täglich Unterstützung und Motivation bieten. Setzen Sie auch selbst Belohnungen für Meilensteine, wie eine Woche oder einen Monat ohne Zigaretten, um sich selbst für Ihre Fortschritte zu belohnen.

Wussten Sie das schon?

Ein bemerkenswerter Fall vor dem Amtsgericht Sinzig in Rheinland-Pfalz verdeutlicht die vielfältigen und bisweilen kuriosen Umstände des Schnarchens. Ein Vermieter hatte seinem Mieter die Kündigung aufgrund von Eigenbedarf ausgesprochen. Die ungewöhnliche Begründung: Der Vermieter gab an, aufgrund seines lauten Schnarchens nicht mehr im ehelichen Schlafzimmer schlafen zu können. Diese nächtlichen Ruhestörungen zwangen ihn, eine andere Schlafmöglichkeit zu suchen – in diesem Fall die von ihm vermietete Wohnung. Das Amtsgericht Sinzig bestätigte mit seinem Urteil, dass eine solche Situation einen legitimen Grund für die Anmeldung von Eigenbedarf darstellt.

Ein anderes Urteil vor Gericht fiel jedoch anders aus. Das Bonner Amtsgericht unterstreicht die Bedeutung einer sorgfältigen Prüfung der Wohnverhältnisse vor einem Umzug, insbesondere für diejenigen, die nach einer ruhigen Wohnung suchen. In dem verhandelten Fall klagte ein Ehepaar gegen seine Vermieterin, da es sich durch das laute Schnarchen eines Nachbarn gestört fühlte, welches sie nächtelang wach hielt. Weil sie ausdrücklich nach einer ruhigen Wohnung gesucht hatten, sahen sie sich arglistig getäuscht und forderten 8.500 Euro Schadensersatz. Das Gericht wies die Klage jedoch ab: In einem Mehrparteienhaus sei eine gewisse Geräuschkulisse unvermeidlich und nicht alle Lärmquellen könnten ausgeschlossen werden. Selbst die Bestätigung eines Sachverständigen, dass tiefe Frequenzen eines Schnarchers bei Holzbalkendecken besonders gut übertragen werden, änderte nichts an der Entscheidung. Die Verantwortung für die Geräusche von Nachbarn könne nicht der Vermieterin angelastet werden, und der Begriff „ruhig“ habe sich lediglich auf die Lage des Hauses bezogen.

In Bewegung kommen

Der Weg zu einem gesünderen Schlaf und weniger Schnarchen beginnt oft mit regelmäßiger körperlicher Aktivität. Diese Praxis wirkt sich auf wundersame Weise auf den Körper aus, nicht nur in Bezug auf Fitness und Gewichtsmanagement, sondern auch auf die Art und Weise, wie man atmet und schläft.

Eine schlankere Figur kann die Atmung während der Nacht erleichtern und die Häufigkeit sowie die Intensität des Schnarchens reduzieren.

Zunächst ist abnehmen ein kritischer Faktor im Kampf gegen das Schnarchen. Übergewicht, besonders wenn es sich im Bereich des Halses und der oberen Brust ansammelt, erhöht, wie Sie gelesen haben, den Druck auf die Atemwege. Dieser zusätzliche Druck kann dazu führen, dass die Atemwege sich während des Schlafes teilweise verschließen, was zu Vibrationen führt, also Schnarchen. Regelmäßige Bewegung hilft dabei, überschüssiges Gewicht zu reduzieren, und verringert somit den Druck auf die Atemwege. Eine fittere, schlankere Figur kann die Atmung während der Nacht erleichtern und die Häufigkeit sowie die Intensität des Schnarchens reduzieren.

Darüber hinaus spielt die Stärkung der Muskulatur eine entscheidende Rolle. Durch regelmäßige körperliche Aktivität wird nicht nur die Muskulatur in Beinen, Armen und Rumpf gestärkt, sondern auch die im Halsbereich. Eine starke Halsmuskulatur ist von unschätzbarem Wert, da sie dazu beitragen kann, die Atemwege auch während des Schlafes offen zu halten. Denken Sie an die Muskeln als Stützpfeiler, die verhindern, dass die weichen Gewebe im Hals kollabieren und die Atemwege blockieren. Dies ist besonders wichtig während der Tiefschlafphasen, wenn die Muskeln am entspanntesten sind.

Ein weiterer Aspekt, der nicht übersehen werden sollte, ist die Verbesserung der Atmungsfähigkeit durch regelmäßiges Training. Aerobe Übungen wie Laufen, Schwimmen oder Radfahren verbessern die Lungenkapazität und die Effizienz der Atmung. Eine stärkere Lunge kann mehr Sauerstoff aufnehmen und effizienter arbeiten, was zu einer verbesserten Atmung während des Schlafes führt. Eine gute Atmung ist essenziell, um das Schnarchen zu minimieren, da sie hilft, einen stetigen Luftstrom durch die Atemwege zu gewährleisten, was die Wahrscheinlichkeit von Vibrationen verringert.

Nicht zu vergessen ist die Rolle der Bewegung beim Stressabbau. Stress und Angst können zu Spannungen im Körper führen, einschließlich der Muskeln um die Atemwege. Regelmäßige körperliche Betätigung ist ein bekanntes Mittel zur Stressreduktion. Durch die Reduzierung von Stress kann der Körper in einem entspannteren Zustand in den Schlaf übergehen, was wiederum das Risiko von Schnarchen verringert.

Fazit: Regelmäßige körperliche Bewegung kann ein Schlüssel zur Verringerung des Schnarchens sein. Durch Gewichtsmanagement, Stärkung der Muskulatur, Verbesserung der Atmung und Stressabbau trägt sie dazu bei, die Atemwege offen zu halten und einen ruhigeren, gesünderen Schlaf zu fördern. Es ist eine natürliche, effektive Methode, die nicht nur das Schnarchen bekämpft, sondern auch das allgemeine Wohlbefinden und die Lebensqualität verbessert.

Praktische Tipps für mehr körperliche Aktivität, mit denen Sie das Schnarchen beeinflussen können:

Beginnen Sie mit täglichen Spaziergängen. Bereits 30 Minuten flottes Gehen jeden Tag können Wunder für Ihre Gesundheit und Ihr Wohlbefinden bewirken. Nutzen Sie jede Gelegenheit, die sich bietet, um Treppen zu steigen, statt den Aufzug zu nehmen. Dies stärkt die Beinmuskulatur und fördert die Ausdauer. Wenn Sie einen Bürojob haben, kann der Wechsel zu einem Stehpult Ihre Haltung verbessern und Ihnen helfen, sich im Laufe des Tages mehr zu bewegen.

Yoga oder Pilates sind nicht nur gut für die Flexibilität, sondern auch dafür bekannt, die Rumpfmuskulatur zu stärken, was eine aufrechte Haltung fördert und den Druck auf die Atemwege minimieren kann.

Planen Sie regelmäßige Pausen für Bewegung fest ein: Setzen Sie sich am besten einen Timer, um stündlich aufzustehen und sich zu dehnen oder ein paar Runden im Raum zu gehen.

Suchen Sie sich eine Sportart, die Ihnen Spaß macht. Ob Radfahren, Schwimmen oder Tanzen – regelmäßige Bewegung macht Laune und hält fit. Motivation ist einfacher, wenn man sie teilt. Planen Sie aktive Ausflüge oder Sportaktivitäten mit Ihrer Familie oder Freunden.

Auf leichte Mahlzeiten umsteigen

Ernährungsgewohnheiten und der Zeitpunkt der Mahlzeiten können einen erheblichen Einfluss auf das Schnarchen haben. Wenn man kurz vor dem Schlafengehen schwere oder große Mahlzeiten zu sich nimmt, kann dies den Körper während des Verdauungsprozesses belasten. Im Liegen ist der Druck auf den Magen erhöht, was dazu führen kann, dass Magensäure in die Speiseröhre zurückfließt. Dieser Zustand, auch bekannt als Reflux oder Sodbrennen, kann nicht nur unangenehm sein, sondern auch das Risiko des Schnarchens erhöhen, indem er eine Schwellung im Halsbereich verursacht, die die Atemwege einengen kann.

Blähende und die Magensäure anregende Lebensmittel und Getränke können das Schnarchrisiko erhöhen.

Bestimmte Lebensmittel und Getränke können ebenfalls zu Blähungen führen oder die Produktion von Magensäure anregen, was wiederum das Risiko des Schnarchens erhöhen kann. Dazu gehören beispielsweise fetthaltige und frittierte Speisen, scharfe Lebensmittel, Schokolade, Zitrusfrüchte und Tomatenprodukte sowie kohlensäurehaltige Getränke und Alkohol. Diese Lebensmittel können bei manchen Menschen zu Verdauungsstörungen führen, die die Qualität des Schlafes beeinträchtigen und die Wahrscheinlichkeit des Schnarchens erhöhen.

Um das Schnarchen zu reduzieren, empfiehlt es sich, abends leichtere Mahlzeiten zu wählen und insbesondere Lebensmittel zu vermeiden, von denen bekannt ist, dass sie Verdauungsprobleme oder Reflux verursachen. Es ist auch ratsam, mindestens zwei bis drei Stunden vor dem Schlafengehen keine Nahrung mehr zu sich zu nehmen. Dies gibt Ihrem Körper ausreichend Zeit, einen Großteil der Nahrung zu verdauen, bevor Sie sich hinlegen. Diese Maßnahme kann helfen, den Druck auf den Magen zu reduzieren und die Wahrscheinlichkeit von Sodbrennen und damit verbundenem Schnarchen zu verringern.

Eine sorgfältige Auswahl der Lebensmittel, die Vermeidung von späten Mahlzeiten und das Bewusstsein für die Schlafposition können wichtige Schritte sein, um das Schnarchen zu reduzieren und die Schlafqualität zu verbessern.

Praktische Tipps für das Essverhalten vor dem Schlafengehen

Integrieren Sie leicht verdauliche Lebensmittel wie Gemüse, mageres Eiweiß und Vollkornprodukte in Ihr Abendessen. Vermeiden Sie dabei große Portionen, die den Verdauungstrakt überlasten können. Nehmen Sie sich Zeit für Ihre Mahlzeit. Schnelles Essen kann zu Luftschlucken und folglich zu Blähungen führen. Wenn Sie später am Abend hungrig werden, wählen Sie leichte Snacks wie eine kleine Portion Joghurt oder ein paar Nüsse.

Trinken Sie über den Tag verteilt ausreichend Wasser, um die Verdauung zu unterstützen, aber vermeiden Sie große Mengen an Flüssigkeit direkt vor dem Schlafengehen.

Alle vorgestellten Lebensstiländerungen sind nicht nur vorteilhaft, um das Schnarchen zu bekämpfen, sondern sie fördern auch Ihre allgemeine Gesundheit und das Wohlbefinden. Integrieren Sie diese Änderungen schrittweise und nachhaltig in den Alltag und nehmen Sie bei Bedarf professionelle Hilfe in Anspruch.

Integrieren Sie die Änderungen schrittweise und nachhaltig in den Alltag und nehmen Sie bei Bedarf professionelle Hilfe in Anspruch.

Die folgende Tabelle enthält alle Empfehlungen noch einmal im Überblick.

LEBENSSTILÄNDERUNG	ZIEL	AUSWIRKUNGEN
Gewichtsabnahme	Reduzierung des Körpergewichts, vor allem um den Hals	Verringerung des Schnarchens und verbesserte Atmung durch weniger Druck auf die Atemwege
Alkoholverzicht mindestens zwei Stunden vor dem Schlafengehen	Verhinderung einer übermäßigen Entspannung der Rachenmuskulatur	Weniger Schnarchgeräusche
Regelmäßiger Schlafplan: Einhalten regelmäßiger Schlaf- und Wachzeiten	Förderung eines gesunden Schlafzyklus	Verbesserung der Schlafqualität und möglicherweise Verringerung der Schnarchhäufigkeit
Rauchstopp	Befreiung der Atemwege von Reizungen und Schwellungen	Verringerung des Schnarchens durch besseren Luftfluss und verringerte Entzündung der Atemwege
Körperliche Aktivität	Stärkung der Muskulatur im Halsbereich	Reduzierung von Schnarchen und Förderung eines gesunden Gewichts
Leichte Abendmahlzeiten	Entlastung der Verdauung vor dem Schlafengehen	Weniger Schnarchgeräusche durch weniger Druck auf Magen und Zwerchfellregion

Formel 2: Medizinische Geräte und Hilfsmittel

Während Lebensstiländerungen wie Abnehmen, die Vermeidung von Alkohol vor dem Schlafengehen und die Verbesserung der Schlafhygiene wesentliche Schritte zur Minderung des Schnarchens sind, reichen sie leider allein nicht immer aus, um das Problem effektiv zu bekämpfen. Schnarchen ist ein komplexes Phänomen, das von verschiedenen individuellen Faktoren beeinflusst wird und daher manchmal einen zusätzlichen Einsatz spezifischer medizinischer Geräte und Hilfsmittel erfordert.

> Schnarchen erfordert manchmal einen zusätzlichen Einsatz spezifischer medizinischer Geräte und Hilfsmittel.

Diese Geräte und Hilfsmittel stellen eine wichtige Ergänzung zu den grundlegenden Lebensstiländerungen dar. Sie sind darauf ausgelegt, die Atemwege zu öffnen, die Atmung zu erleichtern und eine optimale Schlafposition zu fördern. In unserer folgenden Übersicht finden Sie eine sorgfältig zusammengestellte Auswahl an medizinischen Hilfsmitteln, von benutzerfreundlichen Anti-Schnarch-Gadgets bis hin zu fortschrittlichen Geräten, die während des Schlafes getragen werden und die Luftzirkulation unterstützen.

Nasendilatatoren und Nasenklammern

Nasendilatatoren und Nasenklammern sind mechanische Hilfsmittel, mit denen die Nasenventilation verbessert werden soll. Sie bewirken eine physische Erweiterung der Nasenlöcher oder Nasenpassagen, was zu einer Verringerung des Luftwiderstands und einer Verbesserung der Atemdynamik führt. Dies kann besonders hilfreich sein, wenn Ihr Schnarchen durch Verengungen im Nasenbereich bedingt ist.

Vorteile:

- Einfache Handhabung: Diese kleinen Geräte sind einfach zu verwenden und können schnell eingesetzt werden.
- Sofortige Linderung: Sie können unmittelbar eine bessere Nasenatmung ermöglichen und so in manchen Fällen das Schnarchen reduzieren.

Nachteile:

- Vorübergehende Lösung: Sie bieten oft nur eine kurzfristige Lösung und sind weniger wirksam bei chronischen Atmungsproblemen.
- Komfort: Die Geräte in der Nase können als störend empfunden werden.

Nasenpflaster

Nasenpflaster können das Schnarchen reduzieren, wenn es durch eine Verengung der Nasenwege verursacht wird.

Nasenpflaster sind selbstklebende Streifen, die quer über den Nasenrücken platziert werden. Sie üben eine Zugkraft auf die Seiten der Nase aus, was zu einer leichten Erweiterung der Nasenventilationswege führt. Die verbesserte Nasenatmung kann das Schnarchen reduzieren, insbesondere wenn es durch eine Verengung der Nasenwege verursacht wird.

Vorteile:

- Nicht-invasive Methode: Nasenpflaster sind eine sanfte Möglichkeit, die Nasenatmung zu verbessern.
- Bequemlichkeit: Sie sind einfach anzuwenden und während des Schlafes kaum spürbar.

Nachteile:

- Begrenzte Wirkung: Bei stärkeren Atemwegsblockaden oder anatomischen Problemen sind sie möglicherweise nicht wirksam.

Kinnriemen

Mithilfe eines Kinnriemens kann man den Mund während des Schlafes geschlossen halten und somit die Atmung durch die Nase fördern. Durch die Vermeidung von Mundatmung, die oft mit einer erhöhten Neigung zum Schnarchen verbunden ist, kann der Kinnriemen dazu beitragen, die Atemluft durch die stabilere Passage der Nasenwege zu lenken.

Vorteile:

- Verhindert Mundatmung: Kinnriemen halten den Mund geschlossen und fördern die Nasenatmung, was das Schnarchen reduzieren kann.
- Einfache Anwendung: Sie sind leicht anzulegen und zu entfernen.

Nachteile:

- Das Tragen eines Kinnriemens kann insbesondere bei falscher Einstellung über die Nacht hinweg unangenehm werden. Es kann vor allem auch das Kinn nach hinten gezogen werden, was eher das Schnarchen und etwaige Atemaussetzer begünstigt, anstatt sie zu beseitigen.

Schlafpositionstrainer

Viele Menschen schnarchen vornehmlich in Rückenlage. Schlafpositionstrainer, auch als Positionstherapiegeräte bekannt, erkennen die Rückenlage und geben ein Signal (oft eine Vibration), das den Schläfer dazu anregt, eine seitliche Schlafposition einzunehmen, möglichst ohne dabei aufzuwachen.

Vorteile:

- Intelligente Technologie: Diese Geräte erkennen, wenn Sie auf dem Rücken liegen, und leiten Sie sanft an, die Position zu wechseln.
- Verbesserung der Schlafposition: Durch das Vermeiden der Rückenlage kann das Schnarchen signifikant reduziert werden.

Nachteile:

- Störung des Schlafes: Trotz der sanften Intervention können manche Menschen die Vibrationen als störend empfinden und dadurch aufwachen.

Rückenlage-Verhinderungswesten

Rückenlage-Verhinderungswesten verfolgen einen physikalischen Ansatz, um die Rückenlage während des Schlafes zu verhindern. Durch das Anbringen eines physischen Hindernisses, etwa eines Schaumstoffkeils im Rückenbereich der Weste, wird es für den Träger unangenehm, auf dem Rücken zu liegen. Dies fördert die seitliche oder Bauchlage, welche die Atemwege offener halten kann.

Vorteile:

- Zielgerichtete Wirkung: Die Weste ist speziell dafür konzipiert, das Schlafen in Rückenlage zu verhindern.
- Einfach und kostengünstig: Die Westen sind in der Regel preiswert und leicht erhältlich.

Nachteile:

- Bewegungseinschränkungen: Die Weste kann die Bewegungsfreiheit einschränken, was zu Unbehagen und Muskelsteifheit führen kann.
- Gewöhnungsbedürftig: Einige Nutzer finden es schwierig, sich an das Tragen der Weste zu gewöhnen und die ganze Nacht über darin zu schlafen.

CPAP-Geräte

CPAP steht für „Continuous Positive Airway Pressure", das bedeutet, CPAP-Geräte liefern einen konstanten Luftstrom, der durch eine dicht sitzende Maske geleitet wird. Dieser Luftstrom erzeugt einen positiven Druck in den Atemwegen, der verhindert, dass diese während des Schlafzyklus kollabieren. CPAP-Geräte sind die Standardbehandlung für obstruktive Schlafapnoe (OSA).

Vorteile:

- Effektive Behandlung für Schlafapnoe: CPAP-Geräte sind besonders wirksam bei der Behandlung von Schlafapnoe, die oft mit Schnarchen einhergeht.

- Sofortige Ergebnisse: Die Nutzer bemerken oft eine sofortige Verbesserung ihrer Schlafqualität und eine Reduktion des Schnarchens.

Nachteile:

- Gewöhnungsbedürftig: Das Tragen einer Maske kann unbequem sein, und einige Nutzer haben Schwierigkeiten, sich an das Gerät zu gewöhnen.
- Pflege und Wartung: CPAP-Geräte erfordern regelmäßige Reinigung und Wartung.

Unterkieferprotrusionsschienen

Unterkieferprotrusionsschienen, auch bekannt als MAD („Mandibular Advancement Devices") oder „Schnarchschienen" werden eingesetzt, um den Unterkiefer in einer vorgezogenen Position zu halten, um so die Luftzirkulation zu verbessern. Durch die Vorwärtsbewegung des Unterkiefers wird der Raum hinter der Zunge vergrößert und die Spannung des Gewebes im oberen Atemweg erhöht, was das Risiko eines Kollapses und damit das Schnarchen verringert. Sie werden vor allem bei Schnarchen und leichter bis mittelschwerer Schlafapnoe verwendet.

Vorteile:

- Zielgerichtete Wirkung: Diese Schienen halten den Unterkiefer in einer Vorwärtsposition, was den Rachenraum erweitert und das Schnarchen verringern kann.
- Individuelle Anpassung: Eine professionelle Anpassung durch Ihren Zahnarzt sorgt für hohen Tragekomfort und Effektivität.

Nachteile:

- Anpassungsphase: Es kann einige Zeit dauern, sich an das Tragen der Schiene zu gewöhnen.
- Kosten: Die Kosten können hoch sein und werden nicht immer von der Krankenversicherung übernommen.

Formel 3: Operative Behandlung

Wenn konservative Behandlungen keinen Erfolg zeigen und das Schnarchen Teil eines größeren gesundheitlichen Problems ist, kommt eine Operation infrage.

Sollten konservative Maßnahmen nicht funktionieren, dann gibt es auch operative Möglichkeiten. Die Entscheidung, Schnarchen operativ zu behandeln, hängt jedoch von einer Reihe von Faktoren ab, die über die einfache Lärmbelästigung durch Schnarchen hinausgehen. Insbesondere wenn konservative oder nicht-chirurgische Behandlungen keinen Erfolg zeigen und das Schnarchen Teil eines größeren gesundheitlichen Problems ist, z. B. der obstruktiven Schlafapnoe (OSA), können Sie eine Operation in Betracht ziehen.

Ziel der Operation ist es, die Anatomie so zu verändern, dass die Atemwege in der Nacht nicht mehr kollabieren. Zu den gängigen Operationen gehören die Entfernung von überschüssigem Gewebe im Rachen (Uvulopalatopharyngoplastik, siehe unten) oder das Vorverlagern des Unterkiefers, um den Atemweg zu erweitern. Diese Eingriffe zielen darauf ab, die Atmung während des Schlafes zu verbessern, indem sie die Atemwege offen halten.

Die Wahl des operativen Verfahrens hängt von der genauen Ursache des Schnarchens ab. Mithilfe moderner Schnarchanalyse-Apps werden die Schnarchgeräusche während des Schlafes aufgenommen. Diese Apps können nicht nur Schnarchen an sich erkennen, sondern oft auch dessen Intensität, Dauer und Muster analysieren. So ist die App Somnofox der Firma Diametos das weltweit erste und einzige Medizinprodukt zur anatomischen Ursachenanalyse des Schnarchens.

Wenn die Ursache des Schnarchens auf diese Weise bestimmt werden konnte, kann über die richtige operative Behandlung des Schnarchens nachgedacht werden. Im Folgenden finden Sie die gängigsten Operationsverfahren.

Chirurgische Eingriffe sorgfältig abwägen

Chirurgische Eingriffe erfordern eine sorgfältige Abwägung der Vor- und Nachteile, insbesondere in Bezug auf Kosten, Komfort und individuelle Wirksamkeit. Nicht alle Methoden werden von den Krankenkassen übernommen. Darüber hinaus gibt es keine Garantie, dass eine bestimmte Methode bei jedem Menschen wirksam ist. Sie müssen möglicherweise verschiedene Strategien ausprobieren, bevor Sie eine finden, die bei Ihnen effektiv ist. Zudem sind chirurgische Eingriffe nicht ohne Risiko und sollten als letzte Option nach Ausschöpfung anderer Methoden in Betracht gezogen werden.

Unsere Empfehlung: Holen Sie fachkundigen medizinischen Rat ein, um die für Sie am besten geeignete Strategie zu finden und umzusetzen!

Uvulopalatopharyngoplastik (UPPP)

Das komplizierte Wort für dieses Verfahren setzt sich zusammen aus den Fachbegriffen Uvula = Gaumenzäpfchen, Palatum = Gaumen und Pharynx = Rachen. Die UPPP beinhaltet also die Entfernung oder das Zurechtschneiden von überschüssigem Gewebe im Rachenraum einschließlich Teilen des Gaumensegels und des Zäpfchens, um die Vibrationen, die das Schnarchen verursachen, zu verringern und den Luftstrom zu verbessern. Es wird normalerweise in Kombination mit einer Mandelentfernung (Tonsillektomie) eingesetzt.

Vorteile:

- Schnarchreduzierung bei überschüssigem Weichgewebe im Rachen
- langfristige Lösung

Nachteile:

- invasiver Eingriff mit Erholungsphase
- potenzielle Nebenwirkungen wie Schluckbeschwerden

Laserassistierte Uvulopalatoplastik (LAUP)

Bei der laserassistierten Uvulopalatoplastik werden Laser verwendet, um das Gaumensegel zu straffen und das Zäpfchen zu verkürzen. Die LAUP hat an Bedeutung verloren, da sie entweder zu teuer und vor allem zu invasiv für die Betroffenen ist.

Vorteile:

- weniger invasiv als UPPP
- durchführbar unter lokaler Betäubung

Nachteile:

- oft mehrere Behandlungen nötig
- Schmerzen und Halsentzündungen möglich

Radiofrequenzablation

> Die minimalinvasive Radiofrequenzablation (RFA) ist ein fortschrittliches Verfahren, das zunehmend zur Behandlung von Schnarchen eingesetzt wird.

Die Radiofrequenzablation (RFA) ist ein fortschrittliches, minimalinvasives medizinisches Verfahren, das zunehmend zur Behandlung von Schnarchen eingesetzt wird. Diese Methode verwendet hochfrequente Radiowellen, um gezielt bestimmte Bereiche im Rachenraum zu erhitzen, insbesondere den weichen Gaumen, die Nasenmuscheln oder die Zunge. Die erzeugte Wärme führt zu einer kontrollierten Schädigung des Gewebes, was dessen Schrumpfung und eine anschließende Narbenbildung bewirkt. Diese Prozesse führen zu einer Straffung des behandelten Gewebes, was wiederum die Vibrationen, die beim Atmen Schnarchgeräusche verursachen, deutlich reduziert.

Die RFA ist besonders vorteilhaft, wenn Ihr Schnarchen durch eine Vergrößerung der Nasenmuscheln, überschüssiges Gewebe am weichen Gaumen oder eine vergrößerte Zunge verursacht wird. Durch die Verkleinerung und Versteifung dieser Bereiche kann die Luft während des Schlafes freier fließen, wodurch das Schnarchen verringert wird.

Eines der Hauptmerkmale der RFA ist ihre Minimalinvasivität, die es ermöglicht, den Eingriff ambulant und unter lokaler Betäubung durchzuführen. Dies stellt einen bedeutenden Vorteil gegenüber traditionelleren chirurgischen Methoden dar, da es die mit dem Eingriff verbundenen Schmerzen und das Risiko für Komplikationen minimiert.

Im Anschluss an den Eingriff kann man schnell zu den normalen Aktivitäten zurückkehren. Im Gegensatz zu umfangreicheren chirurgischen Eingriffen sind die Schmerzen und das Unbehagen nach der Behandlung in der Regel gering und können leicht mit rezeptfreien Schmerzmitteln kontrolliert werden. Die volle Wirkung der Behandlung wird jedoch möglicherweise erst nach einigen Wochen bis Monaten sichtbar, sobald die Gewebeschrumpfung und Narbenbildung vollständig abgeschlossen sind.

Trotz der zahlreichen Vorteile ist die RFA nicht für alle Schnarchenden geeignet. Eine gründliche medizinische Untersuchung und Diagnose durch einen Facharzt ist daher unerlässlich. In einigen Fällen kann eine Kombination aus RFA und anderen Behandlungsmethoden, beispielsweise Veränderungen des Lebensstils oder die Verwendung von speziellen Schlafhilfen, die effektivste Lösung darstellen, um das Schnarchen zu reduzieren und die damit verbundene Lebensqualität zu verbessern.

Vorteile:

- minimalinvasiv
- ambulante Durchführung möglich

Nachteile:

- möglicherweise wiederholte Behandlungen erforderlich
- weniger vorhersagbare Ergebnisse

Septumplastik

Wenn eine verkrümmte Nasenscheidewand die Ursache für das Schnarchen ist, kann eine Septumplastik, also eine Begradigung der Nasenscheidewand, als Korrektur zur Verbesserung der Nasenatmung beitragen.

Vorteile:

- dauerhafte Lösung für Nasenatmungsprobleme
- indirekte Reduzierung des Schnarchens

Nachteile:

- mehrwöchige Erholungszeit
- nicht speziell auf Schnarchen ausgerichtet

Hyoid Suspension

Die chirurgische Stabilisierung des Zungenbeins (englisch „hyoid") dient zur Offenhaltung der Atemwege. Hierbei handelt es sich um einen sehr invasiven Eingriff.

Vorteile:

- effektiv bei strukturellen Problemen im unteren Rachen
- geeignet für schwerere Fälle

Nachteile:

- spezialisierter Eingriff
- längere Erholungszeit und operative Risiken

Zungenschrittmacher

> Der Zungenschrittmacher sendet elektrische Impulse an den Nerv, der die Zungenbewegung steuert.

Seit über zehn Jahren gibt es auch die Möglichkeit, einen sogenannten Zungenschrittmacher, auch Hypoglossusschrittmacher genannt, zu implantieren. Das ist ein kleines Gerät, das chirurgisch implantiert wird und elektrische Impulse an den Nerv sendet, der die Zungenbewegung steuert. Diese Impulse halten die Zunge in einer Position, die das Blockieren der Atemwege verhindert. Diese fortschrittliche Technologie bietet eine alternative Lösung und kann das Leben deutlich verbessern, indem sie einen ruhigeren und sichereren Schlaf ermöglicht.

Vorteile:

- wirksam bei bestimmten Formen der Schlafapnoe
- weniger invasiv als einige andere chirurgische Optionen

Nachteile:

- erfordert die Implantation eines medizinischen Geräts
- nicht geeignet für alle Betroffenen

Dysgnathieoperation

Bei einer Dysgnathieoperation (griechisch „gnathos“ für Kiefer) werden bei Fehlstellungen („dys-“) des Kiefers, die Schnarchen verursachen können, chirurgische Korrekturen vorgenommen.

Vorteile:

- kann Schnarchen reduzieren, das durch Kieferfehlstellungen verursacht wird
- Verbesserung der allgemeinen Kieferfunktion und -ästhetik

Nachteile:

- komplexe und invasive Operationen
- lange Erholungszeit und potenzielle Risiken

Pillar-Verfahren

Beim Pillar-Verfahren werden kleine, polyesterbeschichtete Implantate in den weichen Gaumen eingesetzt, um ihn zu stabilisieren und die Vibrationen, die Schnarchgeräusche verursachen, zu reduzieren. Es wird nur noch selten eingesetzt.

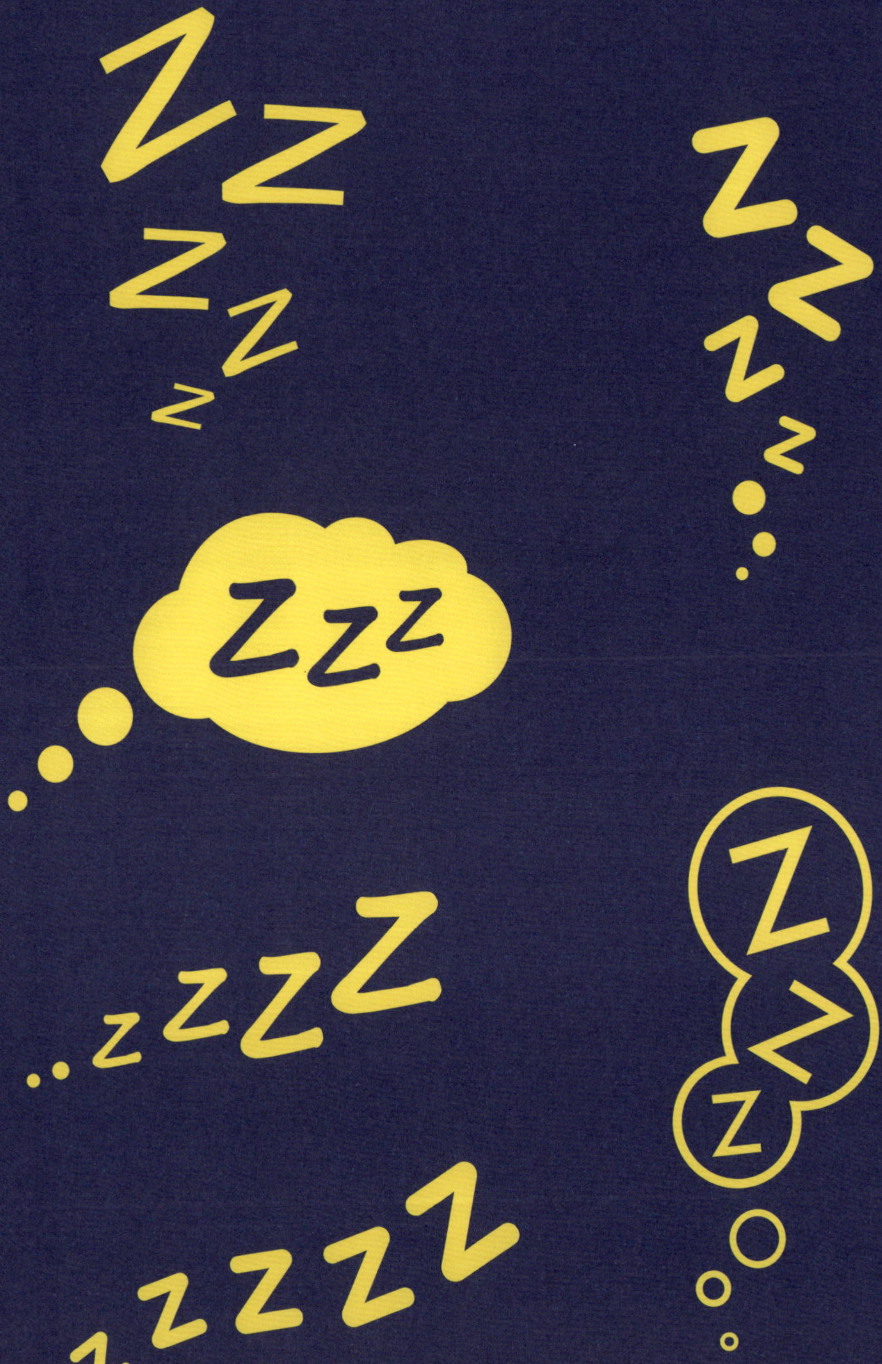

EMBRACE THE NOISE: DAS BESTE AUS DEM SCHNARCHEN MACHEN

Das Phänomen des Schnarchens, oft als störend und unangenehm empfunden, kann mit einer positiven und kreativen Herangehensweise in etwas „Umarmenswertes“ verwandelt werden.

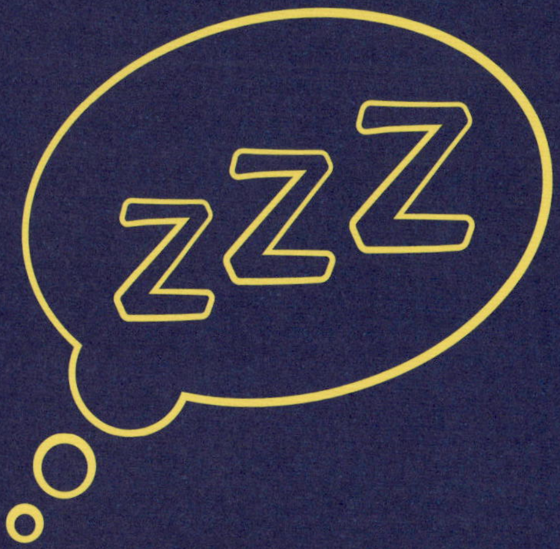

„Embrace the noise: Das Beste aus dem Schnarchen machen“ ist ein Ansatz, der die Herausforderung annimmt, aus einer negativen Situation etwas Positives zu ziehen.

Zunächst ist es wichtig, Schnarchen als einen natürlichen Teil des menschlichen Lebens zu akzeptieren. Viele Menschen schnarchen aus unterschiedlichen Gründen, und eine positive Einstellung dazu kann helfen, Stress und Frustration zu reduzieren. Es geht darum, das Unvermeidliche zu akzeptieren und sich darauf einzustellen, anstatt dagegen anzukämpfen.

Ein wichtiger Aspekt ist die gesundheitliche Bewertung. Schnarchen kann manchmal ein Hinweis auf tiefer liegende Gesundheitsprobleme wie Schlafapnoe sein. Eine ärztliche Untersuchung kann nicht nur helfen, diese Bedingungen zu identifizieren und zu behandeln, sondern auch das Schnarchen zu lindern. In einigen Fällen kann eine Behandlung nicht nur die Schlafqualität des Schnarchenden, sondern auch die seines Partners erheblich verbessern.

Für diejenigen, die sich vom Schnarchen ihres Partners gestört fühlen, könnte eine Umdeutung des Geräusches hilfreich sein. Statt es als Störung zu sehen, könnte es als Hintergrundgeräusch für Entspannungs- oder Meditationstechniken dienen. Diese Neubewertung kann zu einer veränderten Wahrnehmung führen, die das Geräusch weniger störend macht.

Verbesserungen der Schlafhygiene können ebenfalls eine Rolle spielen. Gewohnheiten wie das Schlafen auf der Seite, Vermeidung von Alkohol vor dem Schlafengehen und das Aufrechterhalten eines gesunden Gewichts können das Schnarchen reduzieren. Diese Maßnahmen sind nicht nur für den Schnarchenden selbst von Vorteil, sondern verbessern auch die Schlafqualität des Partners.

In Fällen, wo das Schnarchen eine gemeinsame Herausforderung für ein Paar darstellt, kann die Suche nach gemeinsamen Lösungen helfen. Maßnahmen wie die Nutzung von Ohrstöpseln, speziellen Kissen oder sogar getrennte Schlafzimmer können für beide Parteien zu einer erholsameren Nacht führen.

Technologische Lösungen bieten ebenfalls eine Vielzahl von Möglichkeiten. Es gibt zahlreiche Geräte und Apps, die das Schnarchen überwachen und Vorschläge zur Reduzierung oder Anpassung an das Schnarchen machen. Diese können von einfachen Schlaftagebüchern bis hin zu fortgeschrittenen Überwachungsgeräten reichen.

Zuletzt kann ein humorvoller Umgang mit dem Thema Schnarchen die Situation auflockern. Das Teilen von lustigen Geschichten oder die humorvolle Darstellung des Schnarchens kann dazu beitragen, die Situation weniger ernst zu nehmen und eine positivere Atmosphäre zu schaffen.

Indem man eine offene, kreative und manchmal humorvolle Einstellung gegenüber dem Schnarchen einnimmt, kann man oft Wege finden, es in das tägliche Leben zu integrieren, ohne dass es zu einer großen Belastung wird. Es geht darum, den Lärm zu umarmen und das Beste daraus zu machen.

Wir sind sicher: Sie werden Ihren individuellen Weg finden! Dabei wünschen wir Ihnen viel Erfolg!

Adressen, die bei Schnarchen helfen

www.patienten-information.de/kurzinformationen/schnarchen

Auf der Webseite des Ärztlichen Zentrums für Qualität in der Medizin (ÄZQ) im Auftrag von Bundesärztekammer und Kassenärztlicher Bundesvereinigung finden Sie einen Service mit Rat und Hilfe gegen das Schnarchen.

www.bsd-selbsthilfe.de

Der Bundesverband für Schlafapnoe und Schlafstörungen Deutschland e. V. bietet Hilfe zur Selbsthilfe.

www.schnarcherhilfe.de

Das Webportal der Selbsthilfegruppen Schnarchen/Schlafapnoe in Baden-Württemberg hat das Ziel, umfassende und seriöse Informationen zu den Themen Schnarchen und Schlafapnoe bereitzustellen.

www.lunalab.de

Über LunaLab können Sie sich zu Hause ein „Schlaflabor" einrichten, ohne in Klinikatmosphäre schlafen zu müssen. Über ein kleines Gerät wird Ihr Schlaf in zwei Nächten in Folge im eigenen Bett analysiert, die Messdaten online übertragen und von den betreuenden Ärzten ausgewertet. Falls nötig, erhalten Sie im Anschluss einen angepassten Therapieplan.

www.somnofox.com

Die App Somnofox analysiert das Audiosignal des Schnarchers und kann Form und Lage der Atemwegsverengung und Gewebevibration erkennen, um bei der Wahl der richtigen Schnarchtherapie zu helfen. Die App Snorefox bietet eine einfache Methode mithilfe des Smartphones, sich auf Schlafapnoe zu testen.

Quellenverzeichnis

American Academy of Sleep Medicine (Hrsg.). The International Classification of Sleep Disorders, Third Edition 2014

Feld M, Young P. Beurer Schlafatlas: So schläft Deutschland. München 2017

S2k-Leitlinie. Diagnostik und Therapie des Schnarchens des Erwachsenen. www.bayerisches-aerzteblatt.de/inhalte/details/news/detail/News/s2k-leitlinie-diagnostik-und-therapie-des-schnarchens-des-erwachsenen.html

Boyce R et al. Causal evidence for the role of REM sleep thetarhythm in contextual memory consolidation. Science 2016;352(6287):812–816

Changsiripun C, Chirakalwasan N, Dias S, McDaid C. Management of primary snoring in adults: A scoping review examining interventions, outcomes and instruments used to assess clinical effects. Sleep Med Rev. 2024 May 30;77:101963. doi: 10.1016/j.smrv.2024.101963

Chawla J, Waters KA. Snoring in children. J Paediatr Child Health. 2015 Sep;51(9):847-50

Colrain IM, Nicholas CL, Baker FC. Alcohol and the sleeping brain. Handb Clin Neurol. 2014;125:415–431

Crum AJ, Langer EJ. Mind-set matters: exercise and the placebo effect. Psychol Sci. 2007;18(2):165–171

Deutsche Gesellschaft für Schlafforschung und Schlafmedizin (DGSM). S3-Leitlinie: Nicht erholsamer Schlaf, schlafbezogene Atmungsstörungen. Regensburg 2017

Deutsche Gesellschaft für Schlafforschung und Schlafmedizin (DGSM). Schnarchen des Erwachsenen. www.dgsm.de/fileadmin/patienteninformationen/ratgeber_schlafstoerungen/2021-08-19_Schnarchen_des_Erwachsenen.pdf

Draganich C, Erdal K. Placebo sleep affects cognitive functioning. J Exp Psychol Learn Mem Cogn. 2014;40(3):857–864

Ebrahim IO, Shapiro CM, Williams AJ, Fenwick PB. Alcohol and sleep I: effects on normal sleep. Alcohol Clin Exp Res. 2013;37(4):539–549

Grimm S. Schlaft doch, wie ihr wollt: Die wertvollsten Stunden des Tages und wie wir sie zurückerobern. München 2016

Hathorn T, Byun YJ, Rosen R, Sharma A. Clinical utility of smartphone applications for sleep physicians. Sleep Breath. 2023 Dec;27(6):2371-2377.

Deutsche Gesellschaft für Schlafforschung und Schlafmedizin (DGSM). Leitlinie S1: Die UKPS: Anwendung in der zahnärztlichen Schlafmedizin beim Erwachsenen; https://register.awmf.org/de/leitlinien/detail/083-045

Feld M. Dr. Felds große Schlafschule: Endlich wieder durchschlafen und erholt aufwachen, München 2018

Naiman R. Dreamless: the silent epidemic of REM sleep loss. Ann N Y Acad Sci. 2017;1406(1):77–85.

Naska A, Oikonomou E, Trichopoulou A, Psaltopoulou T, Trichopoulos D. Siesta in Healthy Adults and Coronary Mortality in the General Population. Arch Intern Med. 2007;167(3):296–301.

Pillion M, Gradisar M, Bartel K, Whittall H, Kahn M. What's "app"-ning to adolescent sleep? Links between device, app use, and sleep outcomes. Sleep Medicine 2022;100:174–182.

Ramar K, Dort LC, Katz SG, Lettieri CJ, Harrod CG, Thomas SM, Chervin RD. Clinical Practice Guideline for the Treatment of Obstructive Sleep Apnea and Snoring with Oral Appliance Therapy: An Update for 2015. J Clin Sleep Med. 2015 Jul 15;11(7):773-827

Roenneberg T. Wie wir ticken. Die Bedeutung der Chronobiologie für unser Leben, 2. Auflage. Stuttgart 2018.

Schlack R. et al. Häufigkeit und Verteilung von Schlafproblemen und Insomnie in der deutschen Erwachsenenbevölkerung. Bundesgesundheitsbl 2013;56:740–748.

Skarpsno ES, Mork PJ, Nilsen TIL, Holtermann A. Sleep positions and nocturnal body movements based on free-living accelerometer recordings: association with demographics, lifestyle, and insomnia symptoms. Nat Sci Sleep. 2017;9:267–275.

Spork P. Wake up!: Aufbruch in eine ausgeschlafene Gesellschaft. München 2016.

Techniker Krankenkasse. Schlaf gut, Deutschland. Hamburg 2017

Walde C. Antike Traumdeutung und moderne Traumforschung. Düsseldorf 2001

Endlich erholsam schlafen – für mehr Energie und Gesundheit

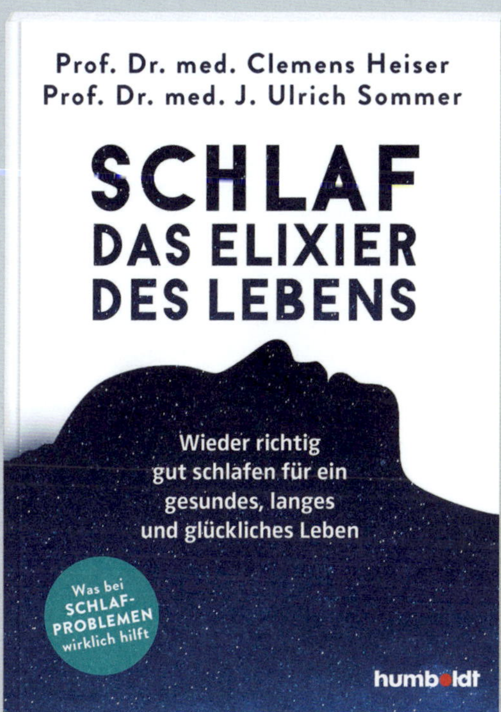

- Fundiertes Wissen: Von den Grundlagen des Schlafs bis hin zu bewährten Methoden zur Bewältigung von Schlafproblemen – für mehr Energie und Gesundheit
- Lösungen für die Rush-hour des Lebens: Perfekt für alle, die unter ständiger Erreichbarkeit, Reizüberflutung und Stress leiden und keine Zeit für Müdigkeit haben

Stand 2024. Änderungen vorbehalten.

Prof. Dr. med. Clemens Heiser, Prof. Dr. med. J. Ulrich Sommer

Schlaf – das Elixier des Lebens

168 Seiten
15,5 x 21,0 cm, Softcover
ISBN 978-3-8426-3166-3
€ 22,00 [D] · € 22,70 [A]

Der Ratgeber ist auch als eBook erhältlich.

humboldt
...bringt es auf den Punkt.

Die Kraftwerke der Zellen wieder aufladen!

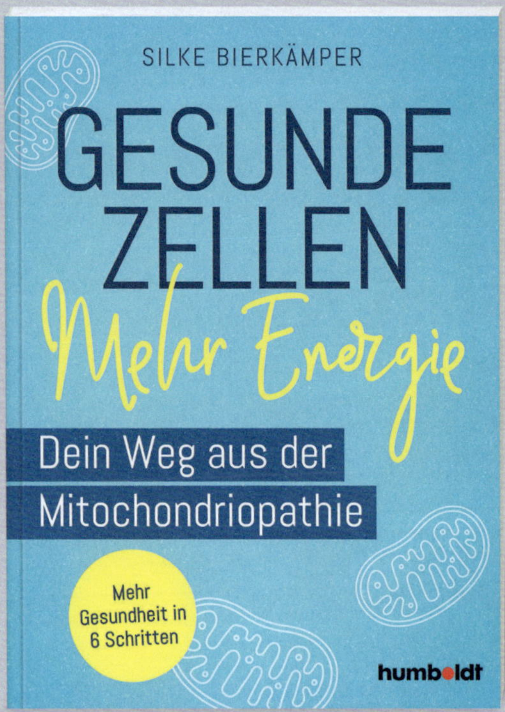

- Bei Erkrankungen wie Diabetes, Rheuma, Parkinson u.v.a. können die Mitochondrien eine Rolle spielen; Umweltgifte, Medikamente oder chronischer Stress können die Kraftwerke unserer Zellen beeinträchtigen
- Der Ratgeber weist einen neuen Weg bei Erschöpfung, diffusen Symptomen oder langwierigen chronischen Krankheiten: Mit 6 einfachen Ansätzen aus den Bereichen Ernährung, Schlaf und Lebensgewohnheiten

Stand 2024. Änderungen vorbehalten.

Silke Bierkämper

Gesunde Zellen – mehr Energie

192 Seiten
15,5 x 21,0 cm, Softcover
ISBN 978-3-8426-3190-8
€ 22,00 [D] · € 22,70 [A]

Der Ratgeber ist auch als eBook erhältlich.

humboldt
...bringt es auf den Punkt.

Mit kleinen Schritten zur großen Veränderung!

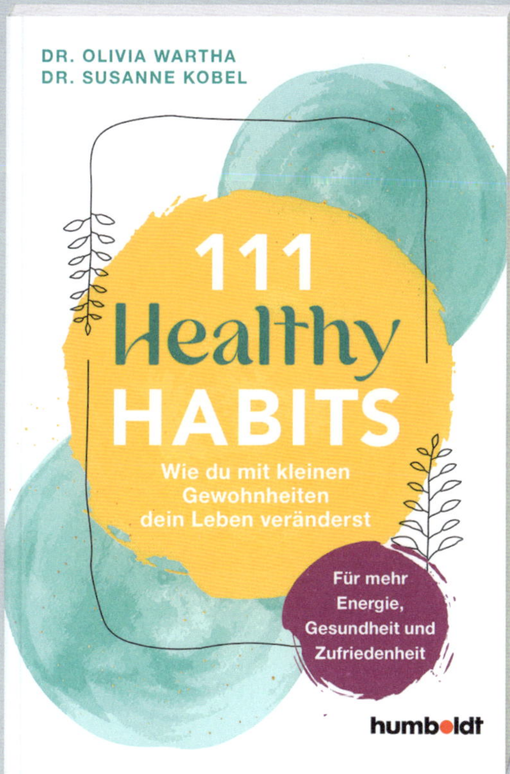

- 111 Mikro-Rituale für mehr Lebensfreude, Zufriedenheit, gesunde Ernährung, Bewegung, Entspannung, guten Schlaf, Ordnung und für eine gute Work-Life-Balance
- Für gesundheitsbewusste Menschen, die Unterstützung in der Umsetzung eines psychisch und körperlich gesunden Lebensstils suchen

Stand 2024. Änderungen vorbehalten.

Dr. Olivia Wartha, Dr. Susanne Kobel

111 Healthy Habits

216 Seiten
14,5 x 21,5 cm, Softcover
ISBN 978-3-8426-4271-3
€ 22,00 [D] · € 22,70 [A]

Der Ratgeber ist auch als eBook erhältlich.

humboldt
... bringt es auf den Punkt.

Bibliografische Information der Deutschen Nationalbibliothek
Die Deutsche Nationalbibliothek verzeichnet diese Publikation in der deutschen Nationalbibliografie; detaillierte bibliografische Daten sind im Internet über http://dnb.ddb.de/ abrufbar.

ISBN 978-3-8426-3193-9 (Print)
ISBN 978-3-8426-3194-6 (PDF)
ISBN 978-3-8426-3195-3 (EPUB)

Abbildungen:
Titelmotiv: Shutterstock/ Kelvin Degree, Sandra_M, baldezh
Stock.adobe.com: Vector Tradition: 6/7; New Africa: 24; Beton Studio: 31; bilderzwerg: 43; Artemida-psy: 44; LCosmo: 45; PATTARAWIT: 50/52; siska_artjournal: 64; Ekaterina: 69; kudosstudio: 70; inspiring.team: 72; Alexander Raths: 75; Andrey Popov: 79; exclusive-design: 91; Buch&Bee: 94/95/150/151; Viglietti/peopleimages.com: 100; Maksim: 102; Valua Vitaly: 108; siska_artjournal: 112
Sarah Breu: 81

Originalausgabe

Die Ratgebermarke der Schlütersche Fachmedien GmbH
Hans-Böckler-Allee 7, 30173 Hannover
www.humboldt.de
www.schluetersche.de

Lektorat: Linda Strehl, wort & tat, München
Layout: Groothuis, Lohfert, Consorten, Hamburg
Covergestaltung: ZERO Werbeagentur, München
Satz: Die Feder · Werbeagentur GmbH, Wetzlar
Druck und Bindung: Gutenberg Beuys Feindruckerei GmbH, Langenhagen